El dolor de espalda

El dolor de espalda

Dr. Rudolf Bertagnoli

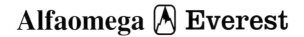
Alfaomega Everest

Índice de contenidos

Cuerpo y salud

El dolor de espalda

6

Cuerpo y salud

El dolor de espalda

Prólogo

Querida lectora, estimado lector:

El dolor de espalda no es una enfermedad, sino una señal de alarma, que viene a indicar que en alguna parte hay algo que no funciona. Desde la región occipital hasta la región anal aparecen dolores debidos a múltiples causas. A lo largo de su vida se puede decir que todas las personas han sufrido diversos dolores de espalda.

En principio, todos los dolores de espalda que superen el nivel de unas simples agujetas deben tomarse en serio, pues puede estar afectada la columna vertebral con sus numerosos y complejos segmentos locomotores, con sus vías nerviosas y con sus músculos y ligamentos. El dolor de espalda determina indefectiblemente una restricción de movimientos y obliga a adoptar una posición que permita no sufrir las molestias.

Independientemente de lo que hagamos o dejemos de hacer, independientemente de que estemos andando, de pie, sentados, acostados, trabajando o haciendo deporte, la columna vertebral garantiza la estabilidad y el funcionamiento del aparato locomotor. Acusa el desgaste condicionado por la edad y por la enfermedad, pero también las posturas incorrectas mantenidas durante un tiempo prolongado. Los vicios de postura y de movimiento pueden adelantar el debilitamiento de la columna vertebral.

Cuerpo y salud

El dolor de espalda

La ortopedia de la columna vertebral ha progresado extraordinariamente en los últimos años. A pesar de todo, una columna vertebral deteriorada nunca volverá a ser lo que fue.

En este libro se señalan las posibilidades más importantes de diagnóstico y tratamiento de los fallos y alteraciones de la columna vertebral y de las estructuras musculares y nerviosas con ella relacionadas. Se indican los métodos adecuados para que cada uno de nosotros disponga durante el mayor tiempo posible de una columna vertebral vigorosa y para que los padres conduzcan a sus hijos por el «buen camino».

Quien sufra dolores de espalda recibirá en este libro consejos y sugerencias, empezando por la autoayuda que deberá prestarse en caso de padecer tensiones ligeras hasta el caso de tener que llegar a tomar las decisiones importantes que habrán de adoptarse frente a una operación quirúrgica, que puede llegar a ser inevitable en determinadas circunstancias.

Rudolf Bertagnoli

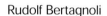

Estructura y función de la columna vertebral

Los dolores de espalda son muy frecuentes, prácticamente todo el mundo los ha sufrido alguna vez. Los más frecuentes son lo que se registran en las regiones lumbar y en la zona cervical. Pueden presentarse súbitamente, con la rapidez del rayo o manifestarse insidiosamente; pueden desaparecer sin más o pueden precisar de ayuda médica o, y esto es lo malo, convertirse en un acompañante vitalicio.

El dolor puede limitarse a un punto concreto o difundirse por toda la espalda; puede aparecer únicamente en determinadas posturas o movimientos o bien alterar permanentemente al afectado e impedirle conciliar el sueño.

Quien no haya sentido todavía un dolor de espalda puede encontrarse con él en cualquier momento. Todo el mundo sabe qué tipo de dolores son, pero nadie es capaz de describirlos con precisión. El dolor es una experiencia absolutamente personal, y no existen aparatos que puedan medir su intensidad. Independientemente del lugar en que se presente y de su potencia, el dolor se puede sentir con mayor o menor intensidad. La sensibilidad al dolor es diversa en cada caso y presenta oscilaciones que dependen del momento en el que aparecen y del estado de ánimo de la persona que los sufre. El dolor puede presentarse incluso sin una causa reconocible. No es necesario padecer una lesión o una enfermedad ni tampoco tiene por qué existir una causa psíquica. En casos rarísimos, los dolores pueden ser simulados y hasta un médico tiene dificultad para apreciar esta circunstancia. Con bastante frecuencia existen dolores provocados, tanto inconsciente como voluntariamente; y estos dolores no son «una sugestión», sino que realmente existen y «duelen» de verdad.

El dolor es una experiencia personal y los aparatos no pueden medirlo.

En todos estos casos siempre hay una intención; por ejemplo el paciente quiere que se le dediquen más atenciones, más afecto y más consideración, o bien quiere quejarse y hasta «castigarse». El dolor tiene también con frecuencia un componente psíquico ligado al inconsciente.

Cada dolor es distinto

Los dolores pueden obedecer a causas funcionales u orgánicas. Para limitarnos a unos pocos ejemplos, el dolor puede estar causado por posturas incorrectas congénitas o adquiridas, puede ser ocasionado por el estrés profesional, por sobrecargas corporales, por exigencias inadecuadas, por desgaste de las articulaciones, por debilidad muscular, por inflamaciones, por infecciones, por accidentes, por deterioro senil o por excitación nerviosa.

El dolor de espalda es cada vez más frecuente

Los dolores son siempre señales de alarma que apuntan a alguna anomalía en el desarrollo de la vida. Invitan entre otras cosas a modificar los hábitos defectuosos. Hoy son muchos los pacientes que acuden al traumatólogo, que tendrá que prevenir, en la medida de lo posible, las lesiones permanentes y «reparar» o al menos reducir las lesiones existentes.

En tales casos la supresión del dolor y la conservación de la función ocupan el primer plano y, teniendo en cuenta la naturaleza de las diversas dolencias, esto se puede lograr mediante calor, frío, baños, vendajes, masajes, ejercicios gimnásticos, electroterapia, medicamentos o, en los casos más graves, mediante la intervención quirúrgica.

Las estadísticas de los países occidentales muestran que cada vez es mayor el número de pacientes con problemas de espalda. Un elevado porcentaje de la población sufre dolores de espalda permanentes y uno de cada dos individuos ha tenido varias veces en su vida molestias de espalda, sobre todo entre los 30 y los 50 años. El índice de mujeres afectadas es

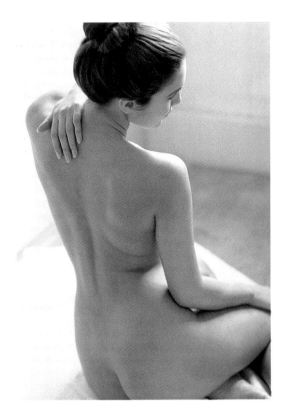

Atención a la espalda: cada movimiento y cada trabajo realizado diariamente durante horas enteras sin las correspondientes medidas correctoras perjudican a la columna vertebral.

ligeramente superior al de los hombres. El número de intervenciones quirúrgicas se incrementa con la edad. Pero para un paciente concreto obviamente sus propios dolores ocupan una posición principal.

Existen diversos motivos que pueden explicar porqué las generaciones actuales son más sensibles al dolor que las generaciones precedentes:

- Las generaciones precedentes aceptaban las molestias y el dolor como algo natural, tal vez porque no existía un tratamiento eficaz contra él.
- La capacidad de tolerar el dolor es menor que antes. La influencia de la civilización nos ha hecho más sensibles. La disminución de la penosidad laboral, la calefacción central, el agua caliente, la inmovilidad y el sobrepeso son otros tantos ejemplos del distanciamiento de la «vida natural».
- Nuestras expectativas de bienestar y de calidad de vida son superiores. La sociedad plantea mayores exigencias, está más instruida, cotiza a la Seguridad Social y como contrapartida exige una atención médica esmerada. Además la asistencia sanitaria se ha convertido en el tema central de la política social moderna.

MI TABLA DE DOLORES

Tengo dolores desde hace

...... semanas... ...... meses

Desde entonces han

- [ ] empeorado
- [ ] mejorado

Mis dolores empiezan

- [ ] de repente
- [ ] lentamente
- [ ] sin motivo
- [ ] en ciertas circunstancias
- [ ] al margen del tiempo
- [ ] en momentos concretos
- [ ] con ciertos movimientos
- [ ] incluso en reposo
- [ ] son permanentes
- [ ] son ocasionales

El dolor es

- [ ] de corta duración
- [ ] de larga duración
- [ ] uniforme
- [ ] con oscilaciones de intensidad
- [ ] localmente limitado
- [ ] difuso
- [ ] siempre con la misma intensidad
- [ ] intensidad cambiante

Lo siento de una manera

- [ ] clara/aguda
- [ ] oscura/sorda
- [ ] ardiente
- [ ] opresiva
- [ ] punzante
- [ ] tirante
- [ ] percutiente
- [ ] electrizante

- Las mayores esperanzas de vida originan una serie de fenómenos graves de desgaste que coinciden con una menor capacidad de sufrimiento.

Aun cuando el dolor escapa a todo cálculo y es distinto en cada persona, a partir de una descripción precisa el médico puede sacar sus conclusiones en relación con el diagnóstico y con el tratamiento. De ahí que el paciente deba elegir un médico de su entera confianza con el **Escoja un médico de confianza que le dedique todo el tiempo que precise.** que mantener una larga conversación y analizar las propuestas de tratamiento. Después es preciso que el paciente observe con rigor las medidas adoptadas por el médico. Aunque una terapia no logre inmediatamente el efecto deseado, un tratamiento seguido por iniciativa propia resulta siempre contraproducente, pues inevitablemente el médico extraerá conclusiones equivocadas. Es de gran interés facilitar al médico una «tabla de dolores» en la que se reflejen la naturaleza, la frecuencia y la duración de los dolores.

¿Por qué duele la espalda?

El hombre es el único vertebrado que a lo largo de su evolución se ha convertido en bípedo funcional. La columna vertebral ha tenido que asumir tareas completamente distintas y modificar profundamente su estructura. La cola resultó superflua como órgano de equilibrio así como para trepar o saltar y se atrofió. Con el fin de que las extremidades superiores pudiesen coger, sostener y fabricar objetos, la columna vertebral necesariamente debió cambiar de forma.

Por tanto tenemos en la espalda una «construcción» mucho más reciente, desde el punto de vista de la evolución, que los restantes vertebrados.

Función protectora y función motriz

La posición erecta impone a la columna vertebral funciones más complejas que en los cuadrúpedos. Tiene que sostener todo el peso del cuerpo, amortiguar los golpes en los desplazamientos y en los saltos, hacer posibles las posiciones adoptadas al sentarse y al trabajar, alzar y transportar pesos y permitir los movimientos de la cabeza y del tronco. Como cadena pluriarticulada, la columna vertebral realiza funciones protectoras y motrices utilizando los 23-25 segmentos locomotores situados entre los cuerpos vertebrales óseos y sobre todo los discos intervertebrales, designados en general con el nombre de «discos», que son tanto una semiarticulación rígida como un tope elástico.

Cada segmento locomotor recibe las cargas y distribuye todas las presiones ejercidas sobre el disco en los cuerpos vertebrales próximos. Además la columna vertebral realiza una función de amortiguación en virtud de su forma en triple S, arqueada hacia atrás por debajo de los hombros y hacia delante en la parte inferior del cuerpo.

La espalda es una estructura de «reciente creación» en la evolución del hombre diferenciándole de todos los demás vertebrados.

Sin estos topes y suspensiones la columna vertebral se desgastaría en poquísimo tiempo.

Los músculos y los ligamentos, que se unen entre sí de múltiples maneras, mantienen a cada vértebra en contacto con las adyacentes a lo largo de toda la columna vertebral, lo que garantiza su consistencia y movilidad. Los principales ligamentos se extienden por fuera y por dentro a lo largo de toda la columna. Los músculos trabajan generalmente por parejas: de tal modo que si un músculo se contrae siguiendo las órdenes

La columna vertebral sustenta el cuerpo y protege los órganos interiores.

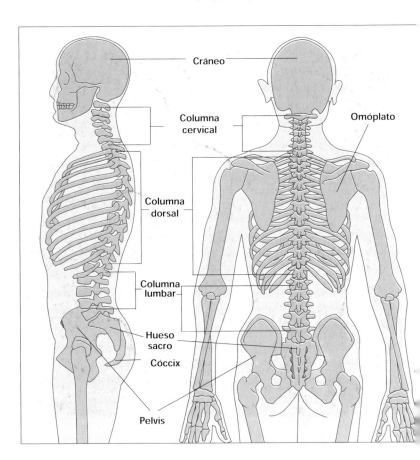

Cráneo

Columna cervical

Omóplato

Columna dorsal

Columna lumbar

Hueso sacro

Cóccix

Pelvis

del cerebro (al agacharse, estirarse, sentarse), se relaja su oponente, es decir, el músculo que origina el movimiento contrario. En cada uno de estos movimientos intervienen varios segmentos locomotores.

Función protectora de nervios y de vasos

La columna vertebral protege y sostiene la médula espinal (que es una prolongación del cerebro) y los cordones nerviosos que se encuentran dentro del canal vertebral. De entre las vértebras salen los nervios que originan movimientos muy concretos de los diversos músculos o de los grupos de músculos y transmiten al cerebro las sensaciones. Los nervios salen libremente de la columna vertebral a través de los orificios de salida situados a la altura de los discos intervertebrales.

En determinadas alteraciones patológicas, estos orificios pueden estrecharse y dar lugar a estrangulaciones de los nervios, las cuales constituyen una de las principales causas de los numerosos trastornos de la espalda.

Finalmente la columna vertebral protege y sostiene los grandes vasos sanguíneos y los órganos que se encuentra delante de la misma.

UNA ESPALDA SANA

La columna vertebral debe:

• Ser fuerte para soportar el peso del cuerpo a lo largo de la vida y para soportar incidentalmente pesos adicionales.

• Ser flexible, para permitir los movimientos típicos de la cabeza, del cuello, de la región pectoral y de la región lumbar.

• En cuanto amortiguador debe estar en condiciones de frenar los golpes que se producen al correr y al saltar, por caídas, por intervenciones ajenas o por vibración, como por ejemplo cuando se trabaja con máquinas o se conduce.

• Ser adaptable para permitir largas horas de descanso y pasar directamente de una actividad a otra.

• Ser capaz de recuperarse, para recobrar la capacidad funcional plena durante el descanso nocturno.

Cuerpo y salud

El dolor de espalda

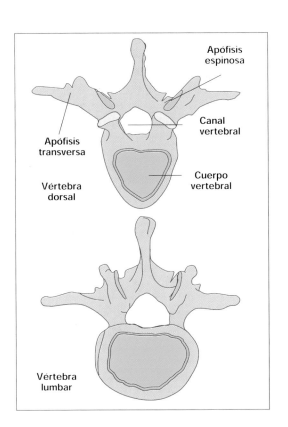

Apófisis
espinosa

Canal
vertebral

Apófisis
transversa

Cuerpo
vertebral

Vértebra
dorsal

Vértebra
lumbar

Representación esquemática de las vértebras dorsales y lumbares. Al tener que soportar más carga, las vértebras lumbares son mayores y su cuerpo tiene forma arriñonada.

Desde la columna cervical hasta el cóccix

La **columna cervical** debe ser lo suficientemente fuerte como para sostener la cabeza y efectuar los movimientos giratorios y basculantes imprescindibles para ver y oír.

Consta de un total de siete vértebras; la primera vértebra cervical se llama *Atlas*, que sostiene la cabeza por su unión con la región occipital y permite efectuar los movimientos hacia arriba y hacia abajo de la cabeza. La segunda vértebra cervical es el *Axis*, que permite girar la cabeza y efectuar movimientos giratorios de hasta 40° a derecha e izquierda. Las cinco vértebras cervicales restantes hacen posibles los otros movimientos del cuello. La gran movilidad de la columna cervical tiene lugar a expensas de su estabilidad y para compensar esto, la musculatura del cuello y de la nuca es muy poderosa. Los músculos del cuello y de la nuca deben efectuar un trabajo constante para mantener el equilibrio de la cabeza. Una postura incorrecta, por ejemplo durante la actividad profesional, origina con frecuencia tensiones musculares y excitaciones nerviosas.

Concretamente los trabajadores sedentarios, como las secretarias o las personas que trabajan con ordenadores, suelen sufrir con frecuencia dolores en la espalda, en el cuello y en la nuca. «El ser humano no está hecho para estar sentado. Los inconvenientes de la vida sedentaria deben subsanarse con movimientos, ejercicios gimnásticos o natación», se leía en 1894 en el *Anuario del Servicio de Salud Pública*. Actualmente la gente permanece más tiempo sentada, tanto en su actividad laboral como en su tiempo de ocio.

La **columna dorsal** consta de doce vértebras y se une con las costillas. Es muy estable, admite pocos movimientos de flexión-extensión. En consecuencia son poco frecuentes los dolores y las lesiones de la columna dorsal.

La **columna lumbar**. Consta de cinco vértebras de gran movilidad que permiten agacharse, doblarse e inclinarse. Soportan el peso de la cabeza y del tronco. La gran movilidad y la carga soportada determinan un nivel muy alto de exigencias mecánicas que implica el riesgo de sufrir un desgaste prematuro. De ahí que los trastornos sean muy frecuentes, sobre todo, en la región lumbar.

Huesos sacro y cóccix; el hueso sacro consta de cinco vértebras soldadas entre sí y se une con la *Pala ilíaca* a través de las *articulaciones sacro-ilíacas*. La parte final de la columna vertebral corresponde al cóccix, formado por cuatro o cinco vértebras soldadas, es lo que queda de la cola que nuestros antepasados necesitaban para mantener el equilibrio en los árboles. En ocasiones el sacro y el cóccix reciben la calificación de «falsas vértebras».

Para la posición y movilidad humanas son fundamentales las 24 vértebras cervicales, dorsales y lumbares, que hacen de nuestra columna vertebral una unidad funcional.

Las 24 vértebras articuladas

Para hacer posibles los movimientos de la columna vertebral, los cuerpos vertebrales de las cervicales, dorsales y lumbares están articulados entre sí en segmentos locomotores. Sólo estos segmentos articulan las vértebras. En la región lumbar cada dos cuerpos vertebrales se unen con un disco intervertebral que interiormente es gelatinoso, y que actúa de amortiguador recíproco de los dos huesos vertebrales que son gruesos y redondeados.

En la región torácica unas pequeñas articulaciones y unas prominencias del hueso vertebral (las *Apófisis transversa y espinosa*) y los ligamentos, determinan que las vértebras puedan moverse con libertad de desplazamiento. Ejerciendo una suave presión con dos dedos a lo largo de la columna vertebral se perciben las apófisis más largas (las espinosas), que forman ángulo recto con la espalda. La que se percibe con más nitidez es la Apófisis espinosa de la séptima vértebra cervical, que por destacar tanto de la columna vertebral recibe el nombre de *Vertebra prominens* (vértebra prominente). A ambos lados de las apófisis espinosas salen por pares de los cuerpos vertebra-

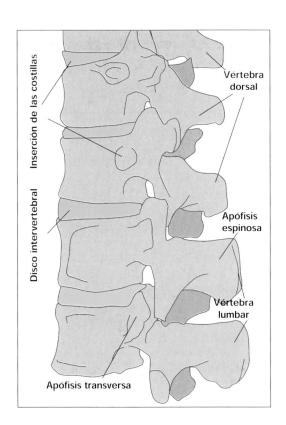

Inserción de las costillas

Disco intervertebral

Vértebra dorsal

Apófisis espinosa

Vértebra lumbar

Apófisis transversa

En la región lumbar los cuerpos vertebrales se unen de dos en dos a través de un disco, gelatinoso por dentro, que actúa como amortiguador recíproco de los huesos vertebrales.

les Apófisis transversas y Apófisis articulares que desarrollan funciones especiales. Por ejemplo las apófisis transversas de la columna dorsal dan lugar a la unión con las costillas, en tanto que las apófisis articulares articulan dos vértebras: la prominencia de la apófisis articular inferior de una vértebra encaja con la depresión que existe en la apófisis articular superior de la vértebra contigua del mismo modo que encajan entre sí perfectamente un huevo en su huevera.

Los ligamentos, los tendones y los músculos aseguran la cohesión de los segmentos locomotores. Algunos ligamentos unen las vértebras y los discos, otros pasan por encima del disco de una vértebra a otra. Los ligamentos se estiran en las flexiones e impiden encorvaduras excesivas y posiciones que dañarían la columna vertebral.

Los discos intervertebrales

Los discos intervertebrales están entre las vértebras. Son como «cojines» situados entre los cuerpos vertebrales óseos.

La funda es una envoltura de tejido conjuntivo rígido dispuesto en capas de fibras entrelazadas. El *relleno del cojín* es una sustancia blanda y gelatinosa que se va secando y endureciendo con la edad. Cada cojín se articula firmemente con los cuerpos vertebrales superior e inferior. La funda y el relleno

¿ES PERJUDICIAL EL TRABAJO?

• Si no se realizara ninguna actividad laboral los músculos, los tendones y los ligamentos se terminarían atrofiando. El ser humano no está hecho para permanecer constantemente en reposo ni para permanecer sentado durante muchas horas seguidas (vida sedentaria profesional, conducción de cualquier vehículo, permanecer delante de la televisión). Lo perjudicial no es el trabajo, sino las deficientes condiciones en las que se desarrolla habitualmente.

• Hacer un trabajo repetitivo, permanecer en una misma posición o realizar un movimiento puede resultar perjudicial cuando se realiza durante todos los días y durante horas enteras sin adoptar las correspondientes medidas de distensión. La variación es importante, por ejemplo correr y reposar, estar sentado y andar, sostener y dejar sueltos los brazos, agacharse y estirarse. Los ejercicios gimnásticos, incluso los realizados en el mismo puesto de trabajo, son muy adecuados para la correcta salud de la columna vertebral.

• Durante la infancia y la juventud, una postura correcta del cuerpo y los ejercicios deportivos muy variados constituyen un punto de partida muy importante para aumentar la resistencia de la columna vertebral. En este caso, el ejemplo de los padres desempeña una función decisiva, pues los modelos de la posición y del movimiento se asimilan a través de la visión directa.

• Un «bache psíquico prolongado» puede originar trastornos posturales más o menos permanentes. A lo largo de su vida el ser humano necesita recibir reconocimientos, atenciones y éxitos tanto en su vida laboral como en su vida social; en caso contrario puede «andar cabizbajo» y esto puede originar un trastorno postural permanente.

• La actividad debe adecuarse a las propias necesidades y a los deseos personales, lo cual no siempre es posible a la hora de enfrentarse a las obligaciones profesionales. De ahí que junto a los deberes laborales, cada uno debe disponer de sus momentos de expansión para relajarse, aunque sea brevemente.

Cuerpo y salud

(conocidos como *Anillo fibroso* y *Núcleo pulposo*) cumplen funciones insustituibles en los segmentos locomotores.

El disco intervertebral distribuye el peso del cuerpo, las cargas, los movimientos y los choques sobre las vértebras conti-

El dolor de espalda

guas; de no hacerlo así las sobrecargas ocasionarían la fractura de las vértebras. El núcleo pulposo actúa como una articulación esférica; en las flexiones hacia delante o atrás o en las inclinaciones laterales, se desvía hacia el lado extendido y traslada la presión, mediante un sistema de amortiguación, a la envoltura rígida.

El cojín del disco intervertebral representa un cuarto de la altura de cada vértebra. Tratándose de cargas sostenidas durante cierto tiempo, el líquido del núcleo pasa a las vías sanguíneas y linfáticas a través del anillo fibroso y de las placas terminales de las vértebras; así el disco intervertebral pierde líquido y se vuelve más delgado. Es lo que sucede cuando se han pasado varias horas sentado o cuando se transportan cargas pesadas. Al reposar, sobre todo durante el descanso nocturno, los discos «absorben» de nuevo el líquido desprendido y por la mañana aparecen esponjosos.

Estos procesos son medibles; así, por la mañana somos de dos a tres centímetros más altos que por la noche. El equilibrio entre la pérdida y la reabsorción del líquido es imprescindible para un buen metabolismo de los discos intervertebrales y a la vez se asegura su nutrición.

Con la edad se acentúa el desgaste progresivo. Debido a su menor cantidad de líquido, los discos intervertebrales viejos son más delgados que los jóvenes. La atrofia de los discos intervertebrales hace que en la vejez el ser humano sea menos alto que en su juventud.

Representación esquemática de un segmento locomotor formado por dos vértebras contiguas superpuestas con el disco intervertebral correspondiente y con los nervios salientes.

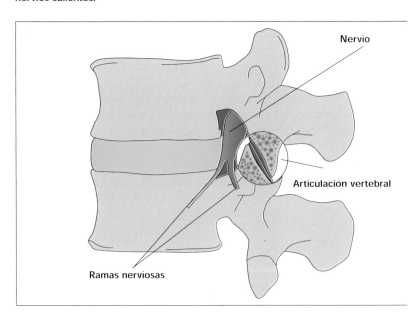

Nervio

Articulación vertebral

Ramas nerviosas

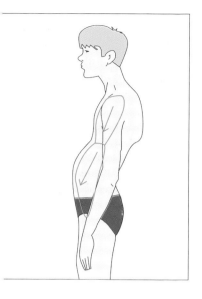
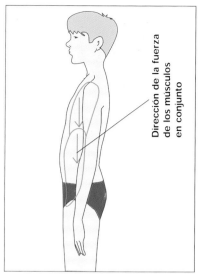

Dirección de la fuerza de los músculos en conjunto

Cuanto más robustos sean los músculos de la espalda y del abdomen, más firme y erguida se mantendrá la columna vertebral. Cuando los músculos abdominales son débiles, el abdomen se desplaza hacia delante.

Los músculos de la espalda y los músculos abdominales

Al instalar la torreta de una emisora de radio se tienden varios cables tensores a su alrededor; ya que sin ellos la torre se vendría abajo. También la columna vertebral necesita reforzarse y esta función corresponde fundamentalmente a los músculos de la espalda y a los abdominales.

Cuanto más robustos sean ambos, más firmemente se mantendrá la columna vertebral y menos sufrirán tanto los discos intervertebrales, como las articulaciones y los ligamentos.

Cuanto más débiles sean los músculos de la espalda, más expuestos estarán a las presiones adversas los elementos funcionales de las vértebras. Unos músculos abdominales débiles no impiden que las vísceras abdominales se desplacen hacia delante; el peso del abdomen arrastrará a la columna lumbar que se curvará excesivamente hacia delante.

La pelvis se inclina también hacia delante y la columna vertebral tratará de recuperar su equilibrio curvando la columna dorsal con la misma intensidad, pero hacia atrás, su parte dorsal. Si la debilidad muscular persiste, la columna vertebral puede deformarse de un modo permanente.

Unos músculos abdominales robustos dan lugar a una posición erguida y a la estabilización de la columna vertebral.

Cuerpo y salud

El dolor de espalda

La médula espinal y los nervios

Además de una función de sustentación, de carácter mecánico, la columna vertebral ejerce una importante función de protección. En el centro de cada vértebra hay un gran orificio por el que pasan la médula espinal y los nervios. Los orificios de todas las vértebras forman juntos el *Canal vertebral*.

La columna vertebral protege a la médula espinal.

De este modo la médula espinal está rodeada por huesos y ligamentos y queda perfectamente protegida contra las acciones mecánicas y los golpes externos; de la misma manera que el cerebro, con el que se relaciona directamente, la médula espinal está rodeada por las meninges y sobrenada en un medio líquido.

De entre cada dos vértebras sale un par de nervios de la médula espinal. En conjunto son 31 pares de nervios los que abandonan la protección de la columna vertebral a la altura de las vértebras cervicales, dorsales y lumbares. Los nervios, que se ramifican progresivamente, transmiten al cerebro diversos estímulos, por ejemplo, de contactos, de golpes, de pinchazos, de calor o de frío, y pasan información desde el cerebro a los órganos correspondientes incluidos los músculos.

El estrangulamiento de un nervio en la zona de los discos intervertebrales o la lesión de la médula espinal provocada por un accidente o por una enfermedad producen muchos dolores y reducen el movimiento de los músculos hasta llegar incluso a la parálisis total.

Entre cada dos vértebras hay un par de nervios que sale de la médula espinal.

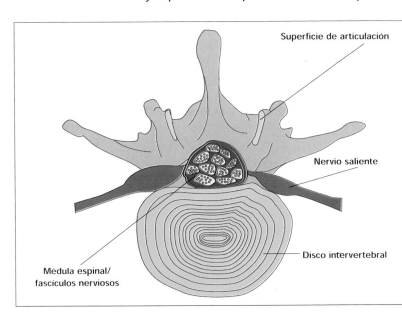

Superficie de articulación

Nervio saliente

Disco intervertebral

Médula espinal/
fascículos nerviosos

Cuerpo y salud

El dolor de espalda

El origen del dolor de espalda

La columna vertebral es una cadena pluriarticulada cuyos diversos eslabones, los segmentos locomotores, están expuestos a fuerzas mecánicas de distinta magnitud. La primera presión sobre la columna vertebral es la ejercida por el peso del cuerpo; si no la sostuvieran unos poderosos músculos y ligamentos, este peso determinaría que la cadena vertebral se plegara sobre sí misma.

Los fascículos musculares unidos a la columna vertebral mantienen una cierta tensión incluso en la posición de reposo, comprimen los segmentos locomotores y dotan a la cadena articulada de un apoyo seguro en todos los movimientos. Se trata, tanto de los músculos dorsales largos que van desde las cervicales hasta el sacro, como de los fascículos musculares cortos existentes entre los cuerpos vertebrales.

La contracción de los diferentes grupos musculares hacen posibles la flexión y la extensión del cuerpo, los giros de la cabeza y del tronco, las diversas posiciones, como por ejemplo el sentarse y el estar tumbado, y también los cambios de posición. Al flexionar el tronco se relajan y estiran los músculos y los ligamentos situados en un plano más posterior de la espalda y se contraen los músculos del abdomen. En las inclinaciones laterales se extienden los dispositivos fijadores contrarios al lado hacia el que flexionamos

Los discos intervertebrales actúan como topes y amortiguan las presiones sobre la columna vertebral.

y se contraen los próximos. De este modo el funcionamiento combinado de los ligamentos y de los músculos por un lado y de las articulaciones y de los discos intervertebrales por otro, aseguran la estabilidad constante de la pluriarticulada columna vertebral en los más diversos movimientos y posiciones.

La presión ejercida sobre la columna vertebral por los cinturones de sustentación que realizan un esfuerzo de tracción es enorme. Tomando como base individuos de 70 kg de peso medio se ha calculado la presión ejercida sobre el disco situado entre la tercera y la cuarta vértebra lumbar en distintos tipos de cargas, y se ha comprobado que la columna vertebral está sometida a una presión incluso durante el descanso nocturno.

El estar sentado supone para la columna vertebral una carga más pesada que andar, estar de pie o estar tumbado. La presión absoluta se incrementa con el mayor peso del cuerpo. Las relaciones entre las cargas sufridas en las distintas posiciones del cuerpo no varían.

Causas mecánicas del dolor de espalda

Los discos intervertebrales amortiguan la presión ejercida sobre la columna vertebral. Cuando las presiones son fuertes, dejan escapar líquido de su interior y de este modo durante la jornada se reduce la estatura. Cuando la presión es baja, por ejemplo durante el sueño nocturno, los discos reabsorben el líquido y vuelven a esponjarse, y la estatura por las mañanas es mayor. Este intercambio de pérdida y absorción de líquido es muy importante para el metabolismo de los discos intervertebrales, pues dada la inexistencia de abastecimiento a través de la sangre, la aportación de nutrientes y la eliminación de materiales de desecho se efectúa a través del líquido del cuerpo.

Con los años decrece paulatinamente el metabolismo de los discos intervertebrales, y como consecuencia éstos se van haciendo más delgados. La degeneración prima sobre la regeneración, y paralelamente cede la movilidad de la columna vertebral. El menor metabolismo multiplica los riesgos de la aparición de enfermedades de los discos intervertebrales.

El flujo y el reflujo, el abastecimiento y la evacuación del líquido de los discos dependen de las presiones regularmente cambiantes. Los discos intervertebrales viven del movimiento, del cambio constante. En una posición totalmente opuesta se sitúan nuestros modernos métodos de trabajo, con una actividad fundamentalmente sedentaria o unidireccional y con unas «sesiones» frente al televisor cada vez más prolongadas.

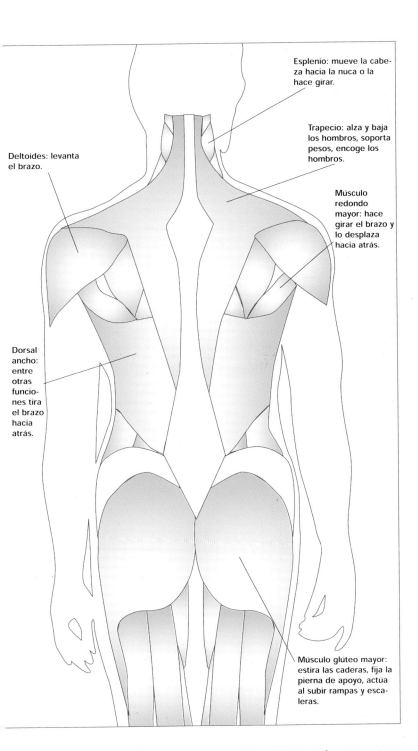

Esplenio: mueve la cabeza hacia la nuca o la hace girar.

Trapecio: alza y baja los hombros, soporta pesos, encoge los hombros.

Deltoides: levanta el brazo.

Músculo redondo mayor: hace girar el brazo y lo desplaza hacia atrás.

Dorsal ancho: entre otras funciones tira el brazo hacia atrás.

Músculo glúteo mayor: estira las caderas, fija la pierna de apoyo, actúa al subir rampas y escaleras.

Capas musculares superficiales de la parte posterior del cuerpo. Las contracturas musculares originan con frecuencia dolores de espalda.

Cuerpo y salud

El dolor de espalda

También los cuerpos vertebrales sufren cierto desgaste debido a la presión. Los riesgos de desgaste de los segmentos locomotores son tanto mayores cuanto antes se debiliten los músculos correspondientes como consecuencia de la falta de entrenamiento y de movilidad y/o del deterioro determinado por la edad y la pérdida de elasticidad de los cinturones de sustentación.

La columna recibe presiones siempre que realizamos alguna actividad.

El estar mucho tiempo sentado o la presión unilateral mantenida durante largo tiempo favorece la degeneración de los cuerpos vertebrales, de los músculos y de los ligamentos. También los esfuerzos físicos duros, como los desarrollados en la agricultura o en la minería, la elevación frecuente de grandes pesos, las vibraciones prolongadas, como las que sufren quienes manejan excavadoras o los conductores de camiones, fomentan el desgaste.

PRESIÓN SOBRE LA COLUMNA VERTEBRAL

Tipo de cargas	Presión en kg
Decúbito supino	30
Estar de pie	70
Andar	85
Girar	90
Inclinación lateral	95
Estar rígidamente sentado, sin apoyar los brazos (postura profesional)	100
Ejercicios isométricos de los músculos abdominales	110
Toser o saltar	110
Sentarse inclinado hacia delante o vuelto lateralmente	120
Inclinación hacia delante de 20º	120
Sobreextensión de los músculos dorsales en decúbito prono	150
Sentarse desde la posición de decúbito supino	175-180
Alzar 20 kg con la espalda inclinada y las rodillas extendidas	340

Nervios oprimidos

Además de la función sustentadora, la columna vertebral ejerce la función de protección de la médula espinal y de los grandes nervios que se alojan en ella.

Esta proximidad singular a las estructuras nerviosas puede tener repercusiones muy desfavorables. Los nervios principales salen por pares a derecha e izquierda de la columna vertebral a través de los agujeros intervertebrales situados cada dos vértebras contiguas. De los nervios principales a su vez salen nervios más pequeños para los brazos, para las piernas, para el abdomen, para la espalda, etc. Los nervios salientes disponen de un espacio estrecho. Los nervios y la médula espinal transmiten a los correspondientes músculos las decisiones voluntariamente adoptadas sobre los diversos movimientos y así los hacen posibles.

Asimismo a través de los nervios y de la médula espinal llegan al cerebro desde la superficie del cuerpo las diversas informaciones, es decir, el tacto, la presión, el calor y el frío y también informaciones sobre la posición de las articulaciones. Sin estas vías nerviosas los músculos no sabrían cómo actuar y no tendríamos noción de su actividad. Obviamente de esta manera no se controlan únicamente los brazos y las piernas; este mecanismo controla también los músculos dorsales y de este modo hace posibles las acciones necesarias para estar de pie, inclinarse, sentarse y girar.

El desgaste, la degeneración y las lesiones de los cuerpos vertebrales, y sobre todo de los discos, pueden dar lugar a irritaciones o compresiones y, en casos extremos, a desgarros de los nervios. Las consecuencias: dolores, limitación de los movimientos y parálisis. Con frecuencia una contractura muscular ejerce presión sobre un nervio que responde invariablemente con una sensación de dolor.

Desde hace siglos se sabe que las afecciones nerviosas y psíquicas repercuten en el cuerpo. La columna vertebral es un órgano particularmente sensible a ellas. Quienes por sus numerosas preocupaciones o su imposibilidad de encontrar una solución andan cabizbajos, quienes cargan con responsabilidades ajenas, quienes «llevan la angustia en la nuca» y quienes se vienen abajo al perder el puesto de trabajo corren el peligro de sufrir dolores de espalda por las posturas corporales que mantienen.

Los dolores de cabeza, de brazos, de hombros y de la región lumbar se presentan cuando el individuo, a quien se le exige demasiado, está interiormente contraído y no puede relajarse satisfactoriamente. Los problemas familiares y laborales, la soledad de los ancianos, la pérdida de amigos o familiares y las dudas, nos invaden y pueden provocar el dolor de espalda.

La sensación de haber fracasado en la vida y de no haber alcanzado lo que se pretendía hacen que el individuo se encorve. Los jóvenes desmotivados, los que carecen de modelos, los que no saben qué estudiar y por tanto «andan colgados» no tardarán en sufrir dolores de espalda.

Los diversos ejemplos demuestran que con frecuencia los dolores de espalda no obedecen sólo a causas mecánicas. En tales casos los médicos hablan de Dolencias psicosomáticas (*psiché* = alma, *soma* = cuerpo). Si tales dolencias persisten durante años, aparecerán alteraciones físicas como consecuencia de una psique enferma. Inversamente, las dolencias orgánicas dolorosas pueden afectar crónicamente a la psique en sentido negativo. En ambos

Las condiciones de estrés influyen en la aparición de los dolores de espalda.

PRUEBA DEL ESTRÉS	
Hecho estresante	**Puntuación**
Muerte de un familiar cercano	100
Divorcio	73
Cárcel	63
Muerte de un familiar	63
Enfermedad o lesión grave	53
Matrimonio	50
Pérdida del puesto de trabajo	47
Reconciliación con la pareja	45
Jubilación	45
Enfermedad grave de un familiar	40
Embarazo	40
Problemas sexuales	39
Cambio de puesto de trabajo	39
Pérdidas económicas	38
Muerte de un amigo cercano	37
Adquisición de grandes deudas	31
Un hijo deja la familia	29
Conflictos con allegados	29
Pérdida de trabajo de la pareja	26
Escolarización, fin de estudios	26
Renuncia a hábitos personales	24
Enfrentamientos con los superiores	23
Modificación de las condiciones de trabajo	20
Traslados, cambio de escuela o domicilio	20
Cambios en el ámbito del tiempo libre	19
Modificación de actividades sociopolíticas	18
Cambios de los hábitos de sueño	16
Vacaciones	13
Navidades, fiestas importantes	12

casos existe un círculo vicioso desde el momento en que la psique, los nervios y el organismo se interfieren recíprocamente.

Apoyándose en miles de encuestas los médicos de la Universidad de Washington han confeccionado una lista de dolencias psíquicas. Los distintos «agentes estresantes» se valoran de acuerdo con un sistema de puntuación. Se ha comprobado que en la mayoría de los encuestados con más de 200 puntos, el estado de salud se ha deteriorado durante los dos últimos años. Es evidente que los dolores de espalda han influido con frecuencia en esto. Los puntos estresantes no son iguales en todas las personas. Puede hacer la prueba usted mismo o con sus amigos, situando más arriba o más abajo el valor de los puntos personales de estrés.

Evitar los comienzos

Todos las personas son distintas; el dolor sólo puede percibirse subjetivamente. Hay personas que toleran psíquicamente bien las dolencias o deficiencias físicas y el desgaste motivado por la edad. A otras el malestar les afecta psíquicamente muchísimo y de este modo agravan sus dolencias físicas. En principio se puede decir que una persona robusta tolera mejor el dolor que otra más débil.

Las personas robustas muestran, sin embargo, una tendencia a no hacer caso de sus dolores y a no tenerlos en cuenta en la fase inicial, lo cual puede tener consecuencias funestas en el caso del dolor de espalda. Las personas sensibles acuden al médico antes y con más frecuencia, pero confían demasiado en las medicinas y sienten pavor a los ejercicios personales recomendados por el médico, como la gimnasia, las actividades de movimiento o el deporte.

Un tratamiento para la espalda

Muchos rechazan la posibilidad de los recursos eficaces y sostenidos logrados a través de un tratamiento. Aun cuando la asistencia médica puede ayudar mucho, a veces no todo transcurre del mejor modo posible para los pacientes:

- Los tratamientos financiados por las aseguradoras privadas se malogran en ocasiones en virtud del «principio de ocupación»: los pacientes no siempre pueden acudir a los establecimientos específicos para su enfermedad ni a los más adecuados.
- En las curas termales, parcialmente financiadas por la Seguridad Social, los pacientes disponen de relativa libertad para elegir el establecimiento; el tratamiento en tal caso puede convertirse en una especie de «vacaciones terapéuticas» pagadas y adicionales.

- Las limitaciones económicas de las entidades aseguradoras conducen a que sólo se apliquen terapias «tradicionales» y que no se realicen, o sólo se apliquen en determinados casos, las terapias más modernas y más eficaces propuestas por la medicina natural.

Robustecer la espalda a través de la psique

El dolor de espalda responde en muchos casos a causas psíquicas y viceversa, una patología orgánica de la espalda, terminará afectando a la psique. De ahí lo beneficioso que puede resultar la consulta psicológica para un paciente que sufra dolores crónicos.

La sobrecarga muscular es una de las causas del dolor de espalda.

Existe toda una serie de métodos psicoterapéuticos que pueden incluso llegar a ser contradictorios. El que un determinado método sea «correcto» en un momento dado depende tanto del cuadro de dolencias como de la relación que se desarrolle entre el paciente y el médico. Si el estado de ánimo depresivo o las crisis psíquicas están en el origen del dolor o lo acompañan se impone en principio un tratamiento psicofísico combinado. Los dolores de espalda no exigen psicoterapias prolongadas durante meses enteros ni regresiones (psicoanálisis).

Casi siempre basta con transmitir al paciente, en varias sesiones, los métodos que le permitirán aliviar sus dolencias crónicas. Se suelen ensayar comportamientos para superar los dolores y se eliminan los hábitos perjudiciales que están en el origen de los mismos. Un centro sanitario bien acreditado deberá cuidar el aspecto psicoterapéutico y contar con un terapeuta experimentado.

Tensiones musculares agudas

Los dolores de espalda pueden tener tantas causas que habría que acudir a la consulta del médico cada vez que tras una actividad no habitual se presente algo más que unas agujetas.

Las dolencias de espalda más frecuentes son los dolores musculares. Los dolores musculares agudos aparecen tras una carga intensa y extraordinaria. En medicina, el dolor muscular se conoce con el nombre de *Mialgia*. Los dolores musculares en la columna cervical, acompañados de rigidez de la nuca y de dolor difuso de irradiación a brazos y hombros y asociados con frecuencia a cefaleas en la región occipital, se presentan tras permanecer varias horas al volante de un vehículo, al andar por el llano tras una excursión por las montañas en vacaciones, o en los oficinistas tras hacer una mudanza de la vivienda.

Existe el riesgo de que tras un trabajo no habitual desarrollado en posición inclinada o tras alzar fuertes pesos se presenten tensiones musculares agudas en la región lumbar.

Cuanto menor es el «entrenamiento» específico para una actividad, menos preparados están los músculos, que reaccionan antes y más vivamente con dolores musculares. Las tensiones musculares, vulgarmente calificadas de *Calambres*, no constituyen ninguna enferme-

Las malas posturas durante el trabajo crean tensiones musculares crónicas.

dad. Este dolor refleja únicamente que quien lo padece ha superado su capacidad física; por lo tanto, los calambres son una señal de alarma que indica que hay que modificar la postura y reducir los movimientos.

Las *Mialgias agudas* desaparecen espontáneamente entre los tres y los siete días. El calor seco, los baños calientes, los masajes bien aplicados, los ejercicios gimnásticos y el reposo relajado dan lugar a mejorías perceptibles de día en día. Una vez superadas las tensiones musculares agudas, la capacidad física debe potenciarse mediante un entrenamiento adecuado que debe tener en cuenta las propias fuerzas y la edad. Si no se produce mejoría alguna, el médico determinará la posible existencia de una lesión.

Tensiones musculares crónicas

Las tensiones musculares crónicas son muchas veces consecuencia de posturas defectuosas, conmociones o cargas. Están expuestos a las mismas quienes realizan trabajos pesados o en cadena, los artesanos, los conductores de excavadoras y de camiones pesados, pero también los que trabajan con ordenadores y en general los profesionales sedentarios.

Según sea la zona afectada, se habla de un «Síndrome de la nuca», de un «Síndrome de hombros, brazos y de la columna cervical» o de un «Síndrome de la columna lumbar». La palabra griega *Síndrome* designa el conjunto de síntomas provocados por diversas causas, no siempre claras. Se restringe la movilidad, aparece un dolor que puede ser sordo y penetrante o agudo e incisivo, presentarse sólo al realizar algún movimiento o percibirse también en reposo. Con frecuencia las dolencias más fuertes se presentan al levantarse; se habla entonces de «Dolor del primer momento». En otros casos, los dolores son más acusados durante o después del trabajo.

En la zona afectada los músculos están endurecidos; y reaccionan dolorosamente a la presión. En medicina estos cuadros clínicos se designan con el nombre de *Miogelosis*. Las miogelosis pueden responder también a causas no profesionales, y dependientes o no de alteraciones de los segmentos vertebrales, por ello las tensiones musculares crónicas se engloban bajo la denominación de «reumatismo de las partes blandas».

Frente a las tensiones musculares agudas, las tensiones musculares crónicas son casi siempre consecuencia de enfermedades de los discos intervertebrales, de inestabilidades de la columna vertebral, de lesiones de los cuerpos vertebrales, de neuritis, de reumatismos inflamatorios, de fenómenos de desgaste de los cuerpos vertebrales, de enfermedades óseas, de tumores, de heridas y de posturas defectuosas, innatas o adquiridas, de la columna vertebral.

Dolores de la columna dorsal

Obviamente la columna dorsal, a la que las costillas dotan de una relativa fortaleza y que es menos móvil que la columna cervical y la lumbar, es menos propensa a las enfermedades.

Los dolores de columna puede deberse a causas diversas.

Suelen ser causas de dolores de la columna dorsal las *Cifosis dorsales* y/o las *Lordosis lumbares* exageradas, los *Pinzamientos*, las *Hernias de los discos intervertebrales*, los *desplazamientos*, *acuñamientos* y otras alteraciones de los cuerpos vertebrales, los daños a nivel de las fibras de los ligamentos, que mantienen unidas las vértebras y a éstas con las costillas, y las contracturas de los músculos que en condiciones normales mantienen erguido el cuerpo.

En ocasiones los nervios intercostales pueden resultar afectados al salir de la columna vertebral. Precisos, punzantes e incisivos, los dolores nerviosos pueden dar la impresión de dolores cardíacos. Inversamente los dolores cardíacos pueden irradiar a la columna dorsal. De ahí que cuando se presentan tales dolores, sobre todo en las edades medias y avanzadas, las exploraciones no deberán excluir la patología cardíaca.

INDICIOS DE ARTROSIS

- Una articulación afectada de artrosis se caracteriza por el dolor que se produce al moverla y que cesa con el reposo, tiene rigidez (movilidad limitada) y presenta deformidades.
- Alrededor de la articulación afectada los músculos están tensos y reaccionan dolorosamente a la presión. Con frecuencia se detectan contracturas musculares sobre todo en los hombros.
- Alzar y llevar cosas, correr distancias largas, subir escaleras y mantener durante un tiempo prolongado la misma postura agravan las dolencias.
- La sospecha de artrosis está justificada cuando las dolencias se han producido de un modo casi imperceptible y se agravan con los años.
- El efectuar un trabajo en una misma dirección y de un modo uniforme, cargando siempre los esfuerzos sobre la zona afectada, puede acelerar la aparición de una artrosis.

Desgaste en hombros y caderas: artrosis

El desgaste de huesos y articulaciones no aparece repentinamente ni sólo en una edad avanzada. Comienza, de un modo imperceptible al principio, en la tercera década de la vida. La falta de movimiento y de entrenamiento, el trabajo monótono, uniforme y/o estresante, las enfermedades, los accidentes y las cargas emocionales prolongadas favorecen el desgaste. En el 80% de los hombres y en el 60% de las mujeres mayores de 50 años las radiografías descubren fenómenos de desgaste, sobre todo en la columna vertebral, en los hombros y en las caderas.

El desgaste de las articulaciones se conoce con el nombre de Artrosis.

Las articulaciones de los hombros y de las caderas están muy ligadas a la columna vertebral desde el punto de vista funcional. De ahí que en las zonas cervical y lumbar los dolores de espalda pueden deberse a lesiones en estas articulaciones y pueden dar la impresión de dolencias de la columna vertebral.

El desgaste de las articulaciones se conoce en medicina con el nombre de *Artrosis* y es irreversible. Las terapias suaves pueden aliviar el dolor y frenar el agravamiento. Los tratamientos intensivos bien aplicados dan buenos resultados, pero un tratamiento suave es prácticamente ineficaz.

Artrosis de la articulación de la cadera

Las artrosis de la articulación de la cadera son mucho más frecuentes que las de la articulación del hombro y de mayores consecuencias en su desarrollo. Las articulaciones de la cadera hacen posibles los movimientos específicos que requiere la marcha erguida del ser humano. Soportan la carga de la cabeza, de los brazos y del tronco. En cada paso recaen sobre un lado de la cadera cargas que pueden llegar a superar en tres o cuatro veces el propio peso del cuerpo.

Los ligamentos y los músculos son los que amortiguan los choques; una gruesa capa de cartílagos en la zona de la cabeza del fémur y de la cavidad cotiloidea y la lubrificación permanente con un líquido muy deslizante permiten efectuar movimientos con muy poco desgaste. En la artrosis de la articulación de la cadera se desgasta poco a poco la capa de cartílagos de la cavidad cotiloidea y de la cabeza femoral. Como consecuencia se presentan estados irritativos permanentes y cada paso produce dolor. Los afectados tratan de ayudar a sus articulaciones andando «con contoneos»; así se reduce el movimiento entre la cabeza femoral y la cavidad cotiloidea. Pueden asimismo presentarse anomalías en la región lumbar por redistribución de las cargas. La progresiva limitación de los movimientos termina repercutiendo casi siempre sobre la psique de un modo muy intenso.

Cuerpo y salud

El dolor de espalda

Su curación total todavía es imposible hoy en día, aunque siempre se puede frenar, mediante tratamientos y ejercicios adecuados, el empeoramiento de una artrosis de la articulación de la cadera que generalmente afecta a un solo lado.

La artrosis es menos frecuente en la articulación del hombro que en las caderas o en las rodillas.

Las medidas más importantes que el afectado debe adoptar personalmente son la eliminación del sobrepeso y la consecución y mantenimiento de un peso normal. Un calzado de goma y un bastón pueden hacer más fácil la acción de andar. El calor, la natación practicada con frecuencia y los ejercicios musculares diarios contribuyen a relajar los músculos y al mismo tiempo a fortalecerlos.

Cuando se trata de una artrosis de cadera en grado muy severo, que se acompaña de dolores muy intensos y de una importante restricción de movimientos, es imprescindible operarse para recuperar la movilidad y eliminar el dolor mediante la implantación de una articulación artificial.

En la última década se han perfeccionado sensiblemente las técnicas quirúrgicas y los materiales, pero de momento sólo puede contarse con una durabilidad limitada de la prótesis. Como el período de utilización sigue siendo muy limitado y el cambio de prótesis resulta cada vez más difícil, se suele aplazar la operación y ésta no se suele efectuar antes de los 60 años de edad.

Artrosis de la articulación humeral

Dada la relativamente pequeña superficie de contacto de la cabeza del húmero y de la cavidad glenoidea, la articulación del hombro permite mover el brazo en todas las direcciones. La cabeza del húmero encaja en la cavidad a través de una ancha envoltura de músculos, tendones y rodetes cartilaginosos. La cabeza y la cavidad están protegidas de un desgaste rápido por el *Tejido cartilaginoso* y por la *Sinovia* que se forma en el estrato interno de la articulación.

La edad, las cargas unilaterales, las sobrecargas y las tensiones musculares crónicas provocan un desgaste pernicioso que finalmente hace que los huesos se rocen entre sí sin ninguna protección. Como consecuencia: la cabeza y la cavidad se desgastan y aparecen los dolores.

Comparada con las articulaciones de la cadera o de la rodilla, la Artrosis de la articulación humeral es muy poco frecuente. Generalmente aparecen alteraciones en la zona de las estructuras que rodean directamente la articulación humeral. Pueden ser fisuras o calcificaciones de la envoltura muscular-tendinosa o alteraciones inflamatorias de la bolsa sinovial entre el techo óseo y la envoltura muscular-tendinosa. Estas alteraciones tipo suelen ser crónicas.

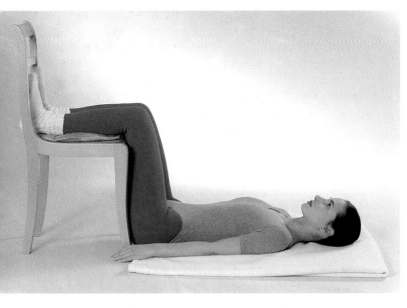

En el caso del lumbago el dolor puede mitigarse adoptando una posición escalonada, con los muslos en posición vertical.

Los analgésicos o los tratamientos locales con cortisona únicamente deben aplicarse en los ataques agudos. Una medicación prolongada puede producir efectos secundarios de consideración, por lo que debe reemplazarse con medidas locales como la aplicación de calor o de frío, fricciones y masajes y por cualquier otra terapia prescrita por el médico. Los pacientes deberán intentar mantener en funcionamiento las articulaciones afectadas mediante los movimientos oportunos y al mismo tiempo deben evitar las cargas unilaterales. El calor, la natación, los ejercicios isométricos, la gimnasia y las técnicas de relajación son remedios muy adecuados.

La cruz de la región lumbar

Lumbago y ciática

El **lumbago** es el dolor intenso que se presenta de repente en la región lumbar, provocado por un movimiento o un giro brusco, por levantar pesos con las rodillas extendidas, al inclinarse o al incorporarse. Suele sentirse como un dolor intenso y agudo que aparece de forma súbita.

El afectado no puede incorporarse o incluso se deja caer. Para poder levantarse necesita que alguien le ayude o apoyarse en algún objeto. Por un acto reflejo se lleva la mano a la zona afectada por el lumbago; busca una posición de reposo adoptando una postura inclinada y rígida, pero no encuentra ninguna posición corporal en la que el dolor desaparezca.

El alivio del dolor se logra a través de lo que se llama *Posición escalonada*: bajo las piernas del paciente, entre las corvas y los talones, se coloca una caja acolchada con una manta de forma que los muslos se alcen casi perpendicularmente .

Los dolores persisten durante días o incluso durante semanas y remiten muy lentamente. El dolor se presenta generalmente como consecuencia de un abombamiento del disco intervertebral, que determina que este ejerza presión sobre un nervio saliente. En el abombamiento no se produce un desplazamiento del disco intervertebral, que no puede hacerlo al estar unido a los cuerpos vertebrales mediante ligamentos. Lo que se desplaza es el núcleo pulposo, que presiona lateralmente sobre el disco, cuya forma recuerda a un cojín; en cierto sentido el «cojín» queda aplastado y los músculos longitudinales de la espalda se tensan rígidamente.

Si tras poner una protección, aplicar calor y reposar en la cama el dolor desaparece, cabe suponer que el disco abombado ha recuperado su forma normal y el nervio no ha sufrido una lesión. Como en muchos casos existen ya alteraciones degenerativas hay que contar con la repetición de los ataques. En los casos de repetición se impone la consulta médica.

Más complicado es el lumbago provocado por un *Prolapso del disco intervertebral*. Dada la intensidad del dolor el paciente no sabe si sufre un lumbago sencillo o complejo. Por un lado los dolores serán más intensos y cuando exista un prolapso la lesión será más grave pudiendo presentar alteraciones sensoriales o parálisis, o falta de fuerza o dificultades para orinar o defecar, etc. En estos casos de lumbago «complejo», la solución supera a la asistencia primaria precisándose una consulta

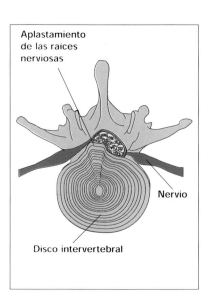

Aplastamiento de las raíces nerviosas

Nervio

Disco intervertebral

En el prolapso del disco los tejidos intervertebrales presionan sobre uno o varios nervios.

con el traumatólogo y el neurocirujano, pues en determinadas circunstancias se impondrá finalmente la intervención quirúrgica del disco intervertebral.

¡Pero atención! La automedicación con analgésicos fuertes puede enmascarar la existencia de complicaciones e impedir un reconocimiento precoz.

La automedicación con analgésicos puede ocultar las complicaciones existentes en la espalda.

La **ciática** es una irritación del nervio ciático, que es una unión de los nervios inferiores que salen de la columna lumbar y de los nervios superiores que salen del hueso sacro. En este caso, el desplazamiento o prolapso del disco afecta a las raíces nerviosas que forman el nervio ciático y, como consecuencia, se producen dolores que se propagan por la cara posterior del muslo hasta los dedos de los pies.

Prolapso del disco intervertebral

Cuando se produce un Prolapso del disco intervertebral, el anillo fibroso del disco, que rodea al núcleo pulposo, no tolera una presión repentina y se lesiona. La masa gelatinosa sale parcial o totalmente y presiona sobre uno o varios nervios. Según sean la posición y cantidad de la masa gelatinosa desprendida aparecen dolores más o menos intensos.

Pueden presentarse alteraciones sensoriales, fenómenos de parálisis, alteraciones de la función sexual y dificultades para orinar o defecar. Se presentan sobre todo en los prolapsos de disco que se producen en la zona de la columna lumbar inferior. Concretamente, la incapacidad de controlar el esfínter al defecar o de controlar la orina constituye un caso urgente que exige inapelablemente la intervención quirúrgica.

Los discos de la columna lumbar suelen ser los más afectados, porque sobre ellos descansa el mayor peso. El segundo lugar en la lista de frecuencias corresponde a los prolapsos de disco de la columna cervical. En la columna dorsal es muy poco frecuente esta patología.

Un disco intervertebral dañado no puede repararse. Es más delgado y pierde parte de su función amortiguadora; las vértebras pierden movilidad con el paso del tiempo y pueden llegar a soldarse. Pero, en la movilidad de la columna vertebral, la anquilosis de un segmento locomotor no tiene relevancia.

En edades más avanzadas, la degeneración de los discos intervertebrales determina con frecuencia la aparición de pequeños desgarros en la membrana del disco. Sin embargo, si sólo sale una pequeña cantidad de masa gelatinosa y ésta no presiona sobre los ligamentos o los nervios, el proceso no produce ningún tipo de dolor. Por el contrario, tratándose de desgarros de más entidad, como los que suelen producirse entre los 25 y los 50 años, se recurre con frecuencia a la intervención quirúrgica.

Cuerpo y salud

El dolor de espalda

Desgaste de la columna vertebral

Inestabilidad de la columna vertebral

Superada la mitad de la vida, la degeneración afecta, en la mayoría de los casos, a toda la columna vertebral. Cada una de las vértebras empieza a desplazarse ligeramente, y como al mismo tiempo envejecen los discos intervertebrales y no vuelven a esponjarse plenamente en las fases de reposo, llegan a unirse los cuerpos vertebrales y, por tanto, también las pequeñas articulaciones de unión, lo que hace que se produzcan fricciones entre ellos.

La columna vertebral suele degenerarse con el paso del tiempo originando un dolor permanente.

Este proceso no origina un dolor permanente, pero tras recibir cargas intensas aparecen rápidas y dolorosas tensiones musculares. En esta fase, un ejercicio suave y sostenido, como por ejemplo andar a buen paso, hacer excursiones, andar en bicicleta, nadar, hacer gimnasia, los tratamientos hidroterapéuticos según Kneipp o los masajes con un cepillo, frenan el avance de la degeneración. Si a pesar de todos los intentos persisten las agujetas frecuentes o las agujetas crónicas, se impone un tratamiento intensivo en el que se deben aplicar métodos naturistas globales que, con frecuencia, logran que se produzca una sensible mejoría en el estado del paciente.

Cuerpo y salud

El dolor de espalda

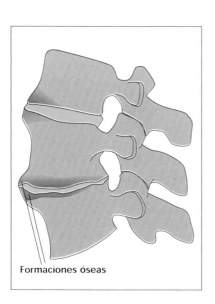

Formaciones óseas

Desgaste de los discos intervertebrales provocado por la edad.

Deslizamiento de las vértebras

Un verdadero deslizamiento de las vértebras es poco frecuente. El disco intervertebral se gasta prematuramente en virtud de fuerzas que empujan de adelante hacia atrás, dando lugar a que las vértebras se deslicen unas contra otras. Este hecho se da sobre todo en niños y jóvenes. Un indicio de desplazamiento de vértebras es la existencia repetida de dolores de espalda en la columna dorsal, que se intensifican tras practicar deporte y realizar esfuerzos; los dolores irradian a las piernas y al mismo tiempo existe una lordosis acentuada.

El deslizamiento y la anquilosis se pueden paliar con ejercicios específicos.

Los deslizamientos de vértebras que se presenten durante la infancia o la juventud deben ser controlados regularmente por un ortopedista, puesto que, en determinadas circunstancias, ante un fuerte avance del deslizamiento debe procederse a la intervención quirúrgica. En principio, se deben reforzar los músculos abdominales y dorsales. Existen cursos de gimnasia específicamente concebidos con esta finalidad. Los ejercicios aprendidos deberán realizarse a lo largo de varios años.

Anquilosis de la columna vertebral

Como reacción a la inestabilidad de la columna vertebral provocada por la edad se forman varios dientes óseos en los bordes de los cuerpos vertebrales, formados por depósitos calcáreos que se introducen en las estructuras ligamentosas y que crecen lentamente en dirección a la vértebra contigua, algunas veces llegan a soldarse. De esta forma, el organismo trata de estabilizar de nuevo la columna vertebral; pero, en cualquier caso, la movilidad se reduce en la medida en que se van consolidando estos puentes óseos.

Al reducirse la movilidad, los músculos pierden efectividad. No obstante, las secciones anquilosadas de la columna vertebral causan dolores pequeños. Ahora bien, las secciones todavía móviles, aunque degeneradas, sufren cargas muy fuertes, se desgastan progresivamente y se vuelven sensibles al dolor.

En edades muy avanzadas no sólo se degenera la columna vertebral. Muchos ancianos sufren diversas enfermedades seniles, aparte de que en muchos casos sufren además dolencias psíquicas. En medicina se habla de *Multimorbilidad senil*, que se caracteriza por la mayor frecuencia de enfermedades, cada vez más graves, y por el retraso de la mejoría, siempre en grados mínimos de bienestar. También aquí se trata de frenar la anquilosis progresiva de la columna vertebral realizando movimientos y ejercicios adecuados. Sin embargo, muchas veces, la falta decisión para correr, nadar y hacer ejercicios de gimnasia acentúa estos padecimientos. A estos ancianos hay que aconsejarles que se sometan a revisión todos los años.

El dolor de espalda

La osteoporosis hace que los huesos se vuelvan quebradizos

La *Osteoporosis* es la enfermedad ósea más frecuente. Aparece generalmente ya en edades avanzadas y predominantemente la sufren las mujeres. Aproximadamente el 25% de las mujeres sufre osteoporosis, casi siempre tras la menopausia. La osteoporosis es una enfermedad en la cual los huesos se vuelven porosos.

La osteoporosis es la enfermedad ósea más frecuente en las mujeres de edad avanzada.

Entre los hombres es muy poco frecuente y se presenta más tardíamente. Las causas no están plenamente identificadas, aunque es cierto que se relacionan con los trastornos metabólicos, la falta de estrógenos, las enfermedades renales, el inmovilismo creciente y con una tendencia familiar congénita.

La enfermedad afecta, por regla general, sobre todo a la columna vertebral y después a los huesos largos, fundamentalmente a los de las piernas, en los que disminuyen su masa ósea y su densidad. Los dolores imprecisos en toda la espalda, sordos e inicialmente suaves, pueden apuntar a una osteoporosis. El diagnóstico se confirmará mediante técnicas radioscópicas específicas, tras lo cual se instaura el tratamiento más oportuno en cada caso, bien sea a base de reponer los estrógenos, o bien administrando calcio y calcitonona.

La osteoporosis se agrava paulatinamente. Poco a poco, se producen además contracturas musculares como reacción a las irritaciones. Las molestias se acentúan durante el día, pero la persona enferma también puede resentirse durante los períodos de sueño. La reducción de la masa ósea en la columna vertebral determina un desgaste acelerado y, en una fase posterior, también el hundimiento de los cuerpos vertebrales. Pueden entonces aparecer acuñamientos vertebrales que darán lugar a la *Lordosis senil*, la «chepa de las viudas», en la que la postura típica es la de inclinación hacia delante.

No puede predecirse la evolución de la osteoporosis, pero sí es cierto que la falta de tratamiento y el no tener en cuenta las indicaciones de los médicos incrementan el riesgo de deformaciones graves y de fracturas vertebrales. En los casos muy graves, una intervención quirúrgica para estabilizar y rectificar la columna vertebral es el último recurso.

Según las estadísticas, la osteoporosis afecta a determinados tipos de mujer por encima de la media. Se trata de las mujeres muy delgadas, las que no tienen hijos, las grandes fumadoras, las que han llegado tarde a la pubertad y pronto a la menopausia y las que proceden de familias en las que la madre o alguna hermana padecieron ya de osteoporosis.

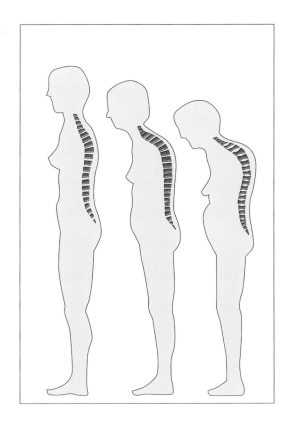

La «chepa de las viudas» de las mujeres mayores aparece en una fase avanzada de la osteoporosis, cuando los cuerpos vertebrales se hunden.

Enfermedades reumáticas

Artritis crónica (artritis reumatoide)

La inflamación crónica de las articulaciones se conoce en medicina con el nombre de *Artritis* o *Poliartritis crónica.* Es una enfermedad inflamatoria del grupo de las enfermedades reumáticas que se presenta poco a poco o que progresa discontinuamente. La poliartritis puede afectar a la columna cervical, a las articulaciones de los hombros y los brazos y a las articulaciones de las manos, de los dedos y de las piernas; no siempre afecta a todas las articulaciones, ni a todas a la vez, pero siempre a varias simultáneamente.

Los primeros síntomas son imprecisos: cansancio rápido y rigidez matutina y dolor articular, un dolor que típicamente empeora con el reposo. Un observador atento descubrirá por la mañana leves hinchazones en las articulaciones de los pies y de los dedos. También resulta sintomática una sensibilidad cada vez mayor ante las influencias atmosféricas; las molestias se acentúan especialmente con los cambios atmosféricos, el

PREVENCIÓN DE LA OSTEOPOROSIS

- Evite o reduzca el sobrepreso, mantenga un peso normal.

- Dé preferencia a los alimentos ricos en fibra, albúmina y calcio, como el pan integral, la leche, los productos lácteos, los quesos no grasos, el requesón y la fruta. Piense, por ejemplo, que un litro de leche contiene muchas calorías.

- Los huesos se fortalecen también con el ejercicio. Las excursiones largas, el andar a buen paso, la natación, la gimnasia, las duchas variadas según Kneipp y los ejercicios específicos para la osteoporosis son eficaces para la prevención.

- En caso de necesitar, por el motivo que sea, recurrir al uso de antiinflamatorios, éstos deben ser de los denominados «NO ESTEROIDEOS», pues los preparados de la familia de la cortisona aceleran el desgaste óseo.

- En las enfermedades no se limite, en la medida de lo posible, a estar acostado, procure levantarse y moverse para hacer frente a un desgaste óseo intenso.

- El consumo preventivo de preparaciones hormonales sólo debe hacerse (en las mujeres) tras consultar al médico.

- Tratándose de una osteoporosis claramente confirmada, las hormonas están indicadas durante la menopausia o cuando se hayan extirpado los ovarios antes de la menopausia y se haya comprobado la falta de estrógenos. Básicamente se recetan entonces productos que contienen estrógenos más gestágenos, pues el estrógeno solo puede favorecer el cáncer de útero.

- En cualquier caso, es al médico a quien corresponde establecer la terapia precisa que se debe aplicar.

aire húmedo, la lluvia, la niebla, el viento y el frío. Cada vez cuesta más moverse; meses después, aparecerán los dolores que se desplazan de una articulación a otra.

Poco a poco los dolores se consolidan en unas determinadas articulaciones, en general primero en los dedos y en las manos, después en los brazos y en los hombros. En la columna cervical se registran primero leves molestias y después dolores en toda regla. Duelen las articulaciones grandes y pequeñas de las piernas y el dolor puede extenderse a las regiones inferiores de la columna vertebral. Las articulaciones afectadas aparecen hinchadas y calientes por causa de la inflamación.

Tras días o semanas de fuertes molestias pueden presentarse períodos en que las molestias son menores, pero no se trata de verdaderas mejorías. La poliartri-

La artritis reumatoide se puede aliviar, pero no se puede curar.

tis crónica no se cura ni espontáneamente ni con medicinas o tratamientos físicos. Las fases siguientes son con frecuencia más agudas que las precedentes. Existen, sin embargo, diversas indicaciones médicas, que, estrictamente observadas, alivian el dolor y la inflamación y frenan el empeoramiento.

Si la enfermedad está muy avanzada, puede llegar a destruir las articulaciones y ocasionar posturas defectuosas. En casos extremos, cabe recurrir a una operación de sustitución de la articulación o a la anquilosis de una articulación. Por fortuna, no es éste el destino obligado de todos los afectados; generalmente, la poliartritis crónica se mantiene dentro de un nivel soportable y se puede controlar dentro de ciertos límites.

Cuanto antes acuda con sus sospechas al médico o al especialista en reumatología, mayores serán las posibilidades de detener la poliartritis en su fase inicial.

Además de los tratamientos con antirreumáticos no esteroideos, cortisona, preparaciones de oro o incluso con quimioterapia, resultan muy eficaces la gimnasia terapéutica, las terapias de frío o de calor, los baños medicinales y la gimnasia hídrica. También pueden aplicarse con resultados positivos tratamientos globales como la oxigenoterapia, la acupuntura y otras formas de medicina naturista. Puede asimismo aliviarse la dolencia mediante algunas medidas de autoayuda.

No están todavía definitivamente aclaradas las causas del origen de la artritis reumatoide. Lo único cierto es que se trata de inmunorreacciones erróneas del organismo, que combate, como si fueran extrañas y hostiles, sustancias del propio cuerpo existentes en las articulaciones. Es frecuente que un paciente aquejado de cualquiera de los diversos tipos de reumatismos inflamatorios existentes, tenga en su familia algún otro caso de la misma enfermedad.

Por otra parte, esta enfermedad es tres veces más frecuente en las mujeres que en los hombres, y sobre todo entre los 25 y los 50 años de edad.

Enfermedad de Bechterev (*Espondilitis anquilopoyética*)

El Dr. Vladimir Bechterev fue el primero que, a principios de este siglo, describió una enfermedad crónico-inflamatoria en cuyo desarrollo las vértebras se sueldan progresivamente de abajo arriba como cañas de bambú. En medicina la enfermedad recibe también el nombre de *Espondilitis anquilosante*;

LO QUE PUEDE HACER UNO MISMO

Practicar gimnasia terapéutica es muy importante en todo el desarrollo de la enfermedad para poder hacer frente de una manera eficaz a las limitaciones de movimiento.

Los pacientes pueden hacer mucho por sí mismos para mantener la motricidad. En primer lugar está la práctica de la natación a estilo braza varias veces a la semana y, por la noche, el paciente deberá dormir boca abajo.

Estas medidas pretenden enderezar la espalda y contrarrestar la inclinación hacia delante. Además se recomienda pasear todos los días, caminando a buen ritmo.

esta anquilosis y deformación de la columna vertebral se cuenta entre las enfermedades reumáticas. El inicio de la enfermedad se sitúa entre los 16 y los 30 años de promedio, y los hombres la sufrían en una proporción nueve veces superior a la de las mujeres. Actualmente, en España la proporción es, por termino medio, de tres hombres por cada mujer.

Los primeros síntomas de la enfermedad suelen ser la aparición de dolor y la rigidez. El dolor se asienta a nivel de la región glútea, a veces irradia por la cara posterior del muslo, y ocurre preferentemente por la noche, mientras que la rigidez se asienta a nivel de la columna lumbar y es mayor por las mañanas, desapareciendo a lo largo del día.

Estos síntomas se van agravando con el tiempo, afectando cada vez a tramos más altos de la columna; el dolor despierta al sujeto por las noches, dificultando así el necesario descanso, y la rigidez va limitando cada vez más los movimientos.

Si nada detiene la evolución de la enfermedad, las vértebras se irán soldando entre sí, anquilosándose finalmente toda la columna y produciéndose una marcada lordosis lumbar. Los hombros caen hacia delante y en muchos casos la cabeza no puede mantenerse erguida.

Se desconocen las causas de la enfermedad de Bechterev. Lo único cierto es que, como sucede con la artritis reumatoide, existe una predisposición familiar y se presentan alteraciones similares en el sistema inmunológico.

El diagnóstico y la terapia precoces incrementan la posibilidad de aliviar el desarrollo de la enfermedad. Los centros especializados facilitan información sobre los tratamientos adecuados y sobre los ejercicios que deberá practicar por su cuenta el propio paciente. La enfermedad no conduce necesariamente a la invalidez prematura. Por el contrario, la actividad adecuada constituye un remedio eficaz para mantener un estado de salud física y psíquica tolerable.

- Los ejercicios posturales adecuados contrarrestan la lordosis. Los padres deben acudir al médico ortopedista, acompañando a su hijo, para informarse puntualmente de los ejercicios adecuados que el niño debe realizar.

- El niño realizará más fácilmente los ejercicios obligatorios diarios si en su realización le acompañan sus padres. La gimnasia conjunta reduce la sensación de estar enfermo.

- Existen unos «ejercicios de Scheuermann» de carácter metódico. Solicite información acerca de ellos al pediatra.

- No se debe forzar a que el niño mantenga la «postura recta» mediante reproches. Esta actitud suele provocar el efecto contrario; y el niño se encoge al sentirse obligado.

- El paciente no debe llevar pesos, ni sentarse o trabajar encorvado. Siguiendo las indicaciones del ortopedista, deberá disponer para su trabajo de un buen asiento y contar para sus tareas escolares con una mesa inclinada.

- El saber que tendrá que vivir toda su vida con una lordosis más o menos acentuada supone un grave inconveniente para la psique del niño. Los padres deben pensar constantemente en robustecer la espalda de su hijo con dedicación y paciencia.

- El entrenamiento autógeno puede ser de gran importancia para la evolución psicológica del niño. Los padres hacen un enorme favor a su hijo acudiendo con él a un curso de entrenamiento autógeno. Estos cursos se ofrecen en algunas instituciones académicas y en departamentos especializados de los centros de tratamiento u hospitales.

Pronto se encorva...

El pediatra descubre y trata las posiciones defectuosas congénitas en los primeros meses de la vida del niño. Las posturas viciosas que no son corregidas a tiempo se consolidan durante el crecimiento y, en la edad adulta, dan lugar a un mayor desgaste de la columna vertebral y pueden llegar a provocar dolores de espalda al alcanzar la vejez.

Es tarea de los padres advertir las posturas viciosas y solicitar el dictamen del médico. Los padres pueden descubrir los vicis de postura de su hijo haciendo que se sitúe desnudo con el vientre pegado a la pared, de esta manera el niño adopta automáticamente la postura que él considera como «recta».

Los padres deben descubrir las malas posturas de sus hijos para prevenir los males futuros.

Durante esta inspección deben evitarse las órdenes de «manténte recto» o «ten los hombros levantados» para que el niño adopte una postura natural que no sea forzada por las órdenes.

Desviación de la columna vertebral

Los profesionales hablan de *Escoliosis* cuando las alteraciones determinan una modificación de la forma en S lateral de la columna vertebral vista desde atrás.

Si los padres advierten en su hijo una alteración de este tipo deben acudir inmediatamente a un ortopedista o a un pediatra, pues el diagnóstico precoz y el correspondiente tratamiento impedirán el desarrollo de formas severas.

Curvatura lateral

Aproximadamente el 3% de los niños y adolescentes desarrolla una curvatura lateral de su columna vertebral, acompañada además por una torsión alrededor del eje longitudinal. Médicamente la curvatura lateral se designa con el nombre de

Posición normal del cuerpo y desviaciones de la columna.

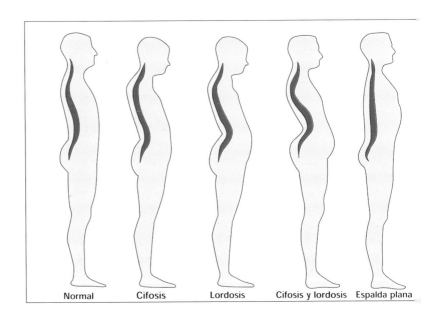

Normal   Cifosis   Lordosis   Cifosis y lordosis   Espalda plana

Escoliosis. Vista desde atrás, una columna vertebral con este tipo de curvatura representa un arco en forma de S.

En general, los adolescentes sufren esta enfermedad entre los 10 y los 15 años. En la mayoría de los casos se desconocen las causas de esta alteración de la columna vertebral. Con frecuencia la curvatura se acentúa si no existe un tratamiento eficaz. Los siguientes síntomas revelan la posible existencia de una escoliosis en su hijo:

- Indique al niño que se incline hacia delante. Así podrá observar mejor la curvatura en S de la columna vertebral.
- También pueden advertirse un leve abombamiento de un lado del tórax o una protuberancia lumbar unilateral, pues las vértebras han experimentado una torsión respecto del eje longitudinal.
- Un hombro estará más caído que el otro. En tal caso, un brazo llegará más abajo que otro.
- Un lado de la cadera estará más alto que el otro.

Cifosis: espalda convexa

Mirando lateralmente se observa que, frente a lo que sucede en la lordosis, la espalda se arquea hacia atrás; por tanto la columna dorsal se curva hacia atrás análogamente a la forma en S. Se habla de *Cifosis* en los casos en que esta curvatura natural hacia atrás se acentúa de una manera muy visible.

Fue el médico danés Holger Scheuermann el primero en describir una forma especial de la cifosis, que aparece en la infancia y en la adolescencia y que se conoce con el nombre de *Enfermedad de Scheuermann.* Aproximadamente el 25% de la juventud la padece en mayor o menor medida. La enfermedad afecta más a los chicos que a las chicas.

La enfermedad aparece generalmente entre los 14 y 16 años y concluye al término del desarrollo. Sólo en los casos severos pueden presentarse en edades más avanzadas dolores de espalda y trastornos respiratorios o cardíacos.

El tratamiento de la Enfermedad de Scheuermann y de la Escoliosis se centra fundamentalmente en la gimnasia terapéutica, que debe practicarse diariamente durante todo el curso de la enfermedad. También se aconseja practicar la natación varias veces a la semana, desarrollar actividades deportivas adecuadas y efectuar ejercicios posturales. Si la deformación es muy acusada, puede hacerse necesario llevar un corsé durante varios años o incluso será necesario realizar una intervención quirúrgica para corregir dicha deformación.

Como el tratamiento corrector de esta lesión requiere grandes dosis de disciplina para su correcta aplicación, los padres habrán de dedicar a su hijo más atención para motivarlo en esta fase siempre difícil de su desarrollo.

Lordosis: espalda cóncava

Mirando lateralmente se observa que en la región lumbar la espalda presenta una fuerte concavidad con relación a la columna dorsal. Vicios posturales, debilidad de los músculos abdominales y una fuerte inclinación de la pelvis pueden dar lugar en jóvenes y en adultos a una espalda cóncava, técnicamente designada con el nombre de *Lordosis.* Pero también entre los deportistas jóvenes de competición, por ejemplo, nadadores, gimnastas de suelo y lanzadores de jabalina, puede darse la lordosis como consecuencia de un ejercicio excesivo.

Una lordosis exagerada puede originar una alteración permanente de la estática de la columna vertebral. ¡Atención!: esto puede dar lugar a un deslizamiento de las vértebras o apuntar hacia un comienzo del mismo.

La fuerte concavidad que se forma durante el embarazo para mantener el equilibrio (dificultado por el vientre voluminoso y pesado) desaparece al término del mismo. La gimnasia practicada tras el parto hace que los músculos excesivamente extendidos recuperen pronto su forma normal.

Espalda cóncavo-convexa

La Lordosis y la Cifosis pueden presentarse simultáneamente; en muchos casos la segunda curvatura en aparecer constituye una reacción a la primera.

Dolor de espalda: ¿típicamente femenino?

Las mujeres tienen con frecuencia dolores lumbares, cuyo origen puede estar en los órganos sexuales femeninos, ya que los ovarios y el útero están inervados por los nervios que salen de la médula espinal a la altura del hueso sacro.

Los dolores de espalda aparecen frecuentemente antes de que comience el período, en los primeros días de la menstruación y posteriormente en la menopausia, generalmente acompañados de dolores en el bajo vientre.

En estos casos el especialista indicado es el ginecólogo. Si los dolores lumbares son constantes o se repiten con frecuencia debe diagnosticarse si se trata de una inflamación, de un tumor o de un desplazamiento del útero. Si no existe ninguna anomalía en estos campos, corresponderá al ortopedista descubrir las causas en el ámbito de la columna vertebral.

Si el ortopedista no llega a descubrir nada, cabe la posibilidad de que la causa de las dolencias se encuentre en conflictos psíquicos tales como las preocupaciones, las angustias, los problemas sentimentales o en el estrés.

Las mujeres con grandes senos pueden sufrir fuertes dolores en su columna dorsal; ya que su peso impone constantemente un plus de trabajo para los músculos dorsales, por lo que son frecuentes las tensiones musculares dolorosas.

Las mujeres a las que se ha extirpado un pecho por alguna enfermedad cancerígena sufren en ocasiones dolores de origen psíquico en la zona dorsal. Otras veces el dolor tiene una auténtica causa anatómica, pues el desigual reparto de pesos sobre la columna condiciona que los músculos y ligamentos no puedan trabajar correctamente y eso origina dolor.

Las mujeres afectadas deberán recurrir al ginecólogo y al psicólogo. Para algunas de ellas puede resultar eficaz inscribirse en un grupo de autoayuda.

Las mujeres tienen con frecuencia dolores lumbares originados por su propia naturaleza.

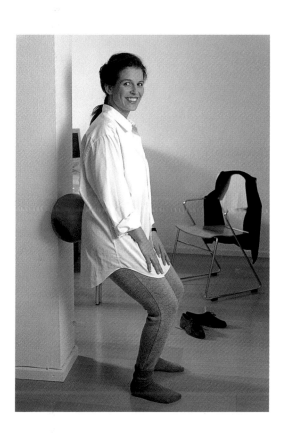

Si se presentan dolores de espalda durante el embarazo, deslice de forma suave el hueso sacro sobre una pelota de gimnasia sin apoyarse en la pared.

Los cambios que sufre el organismo durante el embarazo determinan una circulación sanguínea más intensa y un mayor almacenamiento de líquidos en todos los tejidos, sobre todo en el bajo vientre y en las caderas.

Durante el embarazo, la espalda de las mujeres ha de soportar frecuentemente grandes cargas, sobre todo en la etapa final.

La acumulación de líquidos y el ambiente hormonal del embarazo hace que se relajen los ligamentos, normalmente vigorosos, de la columna vertebral, lo cual es absolutamente preciso para la dilatación de la pelvis en el momento del parto. Este relajamiento provoca dolores lumbares, sobre todo al estar de pie o al estar sentada durante un tiempo prolongado. La ciática aparece cuando se abomban los discos intervertebrales. El reposo, el calor suave (nunca fuerte) y la relajación producen sensaciones agradables y son las primeras medidas que han de adoptarse.

Para contrarrestar el peso del niño y el consiguiente desplazamiento del centro de gravedad, las embarazadas provocan automáticamente una lordosis acentuada, y así agravan con frecuencia sus dolencias. La gimnasia prenatal alivia el dolor, pues fortalece los músculos y de este modo equilibra la relajación de los ligamentos. Si los dolores intensos continúan debe acudirse al ginecólogo. Tras el parto, la madre debe hacer gimnasia para fortalecer los músculos abdominales y dorsales relajados hasta que los mismos recuperen su tensión plena. Entonces desaparece la lordosis acentuada. Como los cuidados del niño obligan a estar mucho tiempo de pie, a alzar y trasladar pesos y a inclinarse, la espalda se suele resentir muchísimo ante todos estos esfuerzos.

Los dolores de espalda pueden evitarse adoptando unas medidas preventivas simples:

- La cuna debe tener una base de altura regulable para evitar a la madre el tener que inclinarse mucho hacia delante sin necesidad alguna.
- La mesa o camilla donde se cambia de ropa al niño debe tener una altura adaptada a la talla de la madre. Esta altura se conseguirá añadiendo unas alzas de madera fijadas bajo las patas de la camilla.
- También debe estar regulada correctamente la altura de la bañera a la hora de bañar al niño.
- La madre debe acostarse y relajarse varias veces al día coincidiendo con las horas de sueño del bebé.

Lesiones de espalda

Distensiones

Las distensiones de músculos o de ligamentos provocan con frecuencia dolores de espalda. Pueden aparecer también unidas a hinchazones. Se trata de distensiones originadas por caídas, por movimientos o por cargas no habituales. En la práctica deportiva, las distensiones se presentan fácilmente si no ha habido un calentamiento adecuado de los músculos o si no existe un entrenamiento deportivo.

Las distensiones fuertes pueden dar lugar a leves desgarros de las fibras musculares, que se curan sin consecuencias a los pocos días. El reposo físico, los baños templados y las compresas calientes alivian el dolor.

Golpes y contusiones

Los golpes y las contusiones se producen sobre todo en las caídas, por ejemplo durante una ascensión o al andar en bicicleta. Dada la inseguridad de su caminar, las personas mayores se caen con frecuencia en los caminos accidentados o en las superficies heladas. Si el cóccix sufre una contusión aparecerán dolores en la parte inferior de la columna vertebral, que serán particularmente intensos y molestos al sentarse.

El aplastamiento de los tejidos, la hinchazón, la hemorragia más o menos intensa en el periostio (membrana que recubre el hueso) y la presión sobre los nervios de la zona inflamada originan vivos dolores. Si a pesar del reposo y del calor los dolores no se alivian en una semana, debe efectuarse una exploración radiográfica para determinar la posible existencia de una lesión más grave, por ejemplo, una fractura de cóccix.

El síndrome del latigazo

La causa más frecuente del sídrome del latigazo son los accidentes de coche y de moto (en concreto, las colisiones por alcance). En un choque, la columna vertebral se proyecta en la zona de la nuca rápida y violentamente hacia delante y hacia atrás. Entonces se producen distensiones musculares y, en los casos más graves, hemorragias y roturas de ligamentos en las articulaciones vertebrales. El dolor se presenta generalmente a las pocas horas, pero a veces no aparece hasta el día siguiente. El dolor hace prácticamente imposible realizar los movimientos de la cabeza.

El diagnóstico debe establecerse lo antes posible en el servicio de urgencias de un hospital o en la consulta del especialista. Por regla general, las radiografías no descubren las lesiones típicas del trauma del latigazo. En ocasiones, los registros funcionales pueden revelar el alcance de la lesión. Tratándose de lesiones graves debe colocarse un collarín, que habrá de llevarse todo el tiempo que el médico considere oportuno. El médico ordenará seguidamente una gimnasia terapéutica y otras medidas de carácter local; el calor suele aliviar los dolores. Un reposacabezas bien colocado protege de los traumas severos y hasta de lesiones más graves, como las fracturas de la columna cervical. Los cascos de los motoristas no llegan a proteger la columna cervical en los accidentes por alcance.

Fractura de la columna vertebral

La lesión más grave que se puede producir en la espalda es la fractura de la columna vertebral, que se produce generalmente por causa de accidentes o de caídas.

Se habla de **Fractura estable** cuando se quiebran las láminas de los cuerpos vertebrales y las vértebras se aplastan sin que se lesione gravemente el aparato ligamentoso. Se trata de una lesión que, por regla general, no es demasiado peligrosa para la médula espinal ni para los nervios. La fractura estable se suele presentar con frecuencia en los pacientes de edad avanzada y que están aquejados de osteoporosis.

PRIMEROS AUXILIOS EN CASO DE ACCIDENTE

Ante la posible existencia de una lesión de la columna vertebral:

- **NUNCA SE DEBE** incorporar, levantar o dar la vuelta al accidentado, trasladarlo por los hombros y las piernas, llevarlo sentado en el coche ni colocarle un cojín bajo la cabeza.
- **SE DEBE** llamar inmediatamente al médico, a la policía o a los servicios de asistencia en carretera, describir los síntomas que presenta el accidentado y señalar la posible existencia de una lesión de la columna vertebral.
- **SE DEBE** (si hace frío) cubrir al accidentado con una manta y procurar tranquilizarlo si está consciente.
- **SE DEBE** efectuar el traslado sobre un soporte rígido, sin que se mueva la columna vertebral y, a ser posible, debe llevarlo a cabo sólo personal especializado.
- **SE DEBE**, si se produce un desfallecimiento o hay vómitos que originen un gran peligro de asfixia, poner de lado al accidentado sin mover la columna vertebral (nunca se moverá sólo la cabeza).

La lesión aparece en las radiografías. El paciente habrá de llevar durante algún tiempo un collarín o corsé ortopédico, dependiendo de la altura a la que se produzca la lesión.

La **Fractura vertebral inestable** existe cuando se rompen las vértebras, los ligamentos o los discos intervertebrales, de forma que la zona afectada no puede realizar las funciones normales. Se pueden producir desplazamientos, de forma que la médula espinal y los nervios pueden resultar aplastados e incluso llegar a romperse. Esta lesión, poco frecuente en cualquier caso, determina un déficit funcional nervioso hasta llegar a la parálisis transversa completa; que en muchos casos es irreversible, a pesar incluso de las intervenciones quirúrgicas.

> **La fractura de columna es la lesión más grave que se puede producir después de un accidente.**

Tratándose de una lesión grave de la médula espinal en la parte superior de la columna cervical (fractura del cuello), la desconexión con los centros nerviosos de la respiración y de la circulación puede causar la muerte inmediata.

Dolores de espalda originados por otras enfermedades

Los dolores de espalda no siempre tienen su origen en la columna vertebral, en sus ligamentos, en sus músculos, en la médula espinal o en los nervios que salen de la misma. Aparte de los fenómenos de desgaste de las articulaciones de los hombros y de la cadera, pueden ser síntomas concomitantes de otras enfermedades. Suelen aparecer nuevas dolencias que el afectado sufre con mayor o menor intensidad.

Puede ser que el dolor de espalda se perciba con mayor intensidad que la enfermedad subyacente. Inversamente, puede darse el caso de que los dolores de espalda orginarios irradien hacia otros órganos. Finalmente puede suceder que existan simultáneamente una enfermedad de la espalda y una enfermedad interna que de por sí no ocasiona molestias, que se balanceen entre sí dolorosamente.

En todos los casos, el médico debe estar informado de las molestias, incluidas las dolencias psíquicas. Tras la consulta con el médico de atención primaria, tal vez sea necesario consultar con un ginecólogo, urólogo o traumatólogo, según cada caso.

La **neumonía** produce dolencias agudas como la fiebre, la sensación de debilidad, la inapetencia, la tos expectorante y dolor punzante en el tórax y en la columna dorsal. En estos casos, se debe acudir a la consulta del médico. No obstante, también debería irse al médico en los casos de un catarro prolongado, para evitar afecciones pulmonares posteriores.

Los primeros síntomas de la **tuberculosis pulmonar** son inapetencia, pérdida de peso, temperatura elevada y propensión a los catarros. En una fase más avanzada pueden presentarse dolores de espalda, tos y expectoración. No tratada adecuadamente, la tuberculosis puede afectar a los huesos y a las articulaciones y por tanto a la columna vertebral. Ante la sospecha de una tuberculosis el médico debe intervenir con urgencia. Los medicamentos modernos ya pueden curar la enfermedad.

> **Los dolores de espalda pueden ser también un fenómeno concomitante de algunas enfermedades internas.**

Las **cardiopatías** suelen ir acompañadas de dolores que se extienden por el lado izquierdo del tórax y por el hombro y el brazo izquierdos. Generalmente predominan los dolores torácicos, pero también puede suceder que unas ligeras y tirantes dolencias en el hombro y brazo izquierdos, que se repiten varias veces sin que apenas duela el tórax, sean los primeros síntomas de una cardiopatía.

Los mismos infartados que, tras superar el infarto, afirmaban que todo se produjo súbitamente, luego, en entrevistas más largas, suelen admitir que antes del hecho, no hicieron ningún caso de las molestias de diverso tipo que sintieron en el hombro y en el brazo. De ahí que ante la más mínima sospecha sea preciso acudir a la consulta del médico.

Los **órganos digestivos**, es decir, el estómago, los intestinos, el hígado, la vesícula biliar y el páncreas pueden sumar los dolores de espalda a las dolencias típicas de otras enfermedades que se padezcan. Por ejemplo, el estreñimiento, el abuso de laxantes, los flatos, la hepatitis, la inflamación de la vesícula biliar, los cálculos biliares o la pancreatitis pueden coincidir con dolores de espalda.

Las **dolencias de riñón** debidas a una inflamación o a cálculos renales pueden provocar dolores sordos de espalda en la región lumbar. En la espalda, la zona de los riñones puede presentar sensibilidad uni o bilateral a la percusión. Si se atasca un cálculo renal desprendido, aparecen en la espalda contracciones espasmódicas intensas, que se intensifican o se debilitan en forma de ondas. Es urgente acudir a la consulta del médico.

Los **tumores y las metástasis** se asientan con frecuencia en la columna vertebral. Hay tumores benignos y malignos. A diferencia de los tumores malignos, los benignos nunca metastatizan. Las metástasis proceden de tumores malignos y se pueden asentar en prácticamente cualquier localización, pero es muy frecuente que afecten a determinados huesos, entre ellos a las vértebras.

De ahí que, para excluir la existencia de un tumor maligno, haya que efectuar cuanto antes un examen del paciente si los dolores que manifiesta tener son persistentes, intensos y crecientes en la columna vertebral y/o en otros huesos.

Agentes patógenos
y factores de riesgo

Una persona puede hacer o dejar de hacer lo que quiera y, en cada minuto de su vida, corre riesgos que influyen en su salud y en su bienestar; y si en algún caso se excede, provoca o incrementa los riesgos posibles. Pero si actúa por defecto, sucede exactamente lo mismo. Todo esto afecta al cuerpo y al alma, y consiguientemente a la columna vertebral con sus ligamentos y sus músculos, a la médula espinal y los nervios que salen de ella. Como se ha dicho en el capítulo precedente, por múltiples motivos los dolores de espalda son las dolencias más frecuentes del aparato locomotor.

Existe toda una serie de riesgos que están «fabricados» por un nivel (excesivamente alto o excesivamente bajo) de exigencias y sobre los cuales se puede ejercer una influencia directa eligiendo un término medio adecuado. La comida, la bebida, el trabajo, la ambición profesional, el deporte, el placer y la sexualidad representan otros tantos factores de riesgo para el cuerpo y para el espíritu cuando el ser humano se entrega a ellos excesivamente o cuando renuncia a ellos de un modo exagerado. En el fondo uno puede perjudicarse tanto con la actividad como con la pasividad extremas. Otros riesgos son condicionados o no pueden controlarse, como las enfermedades, los provocados por la edad o los que afectan específicamente a hombres y mujeres. Los niños y los ancianos, por ejemplo, son proclives a las caídas y a los accidentes y, en los años de actividad más intensa, los hombres están expuestos a los infartos de miocardio. Las mujeres tienen trastornos de salud con más frecuencia que los hombres en la pubertad y en la menopausia. Para ambos sexos hay riesgo de cáncer, aunque pueda afectar a distintos órganos.

Un sobrepeso de más del 10% constituye un alto riesgo para toda la columna vertebral.

Asimismo hay que partir de la base de que la salud no siempre es consecuencia de un comportamiento «médicamente correcto» y recomendado por los médicos.

Afortunadamente, un único factor de riesgo sólo en contadísimas ocasiones provoca la aparición de una enfermedad. Lo que desencadena la enfermedad es la suma de varios riesgos. Todavía no existe una explicación satisfactoria sobre la forma de acumularse los factores de riesgo mayores y menores, de cómo gota a gota se llega a desbordar el vaso. Por tanto, es muy recomendable eliminar los factores controlables o mantenerlos en el nivel más bajo posible. A continuación se exponen los factores de riesgo relacionados con los dolores de espalda.

Riesgos para la espalda

Sobrepeso

Si existe sobrepeso la columna vertebral sufre una carga excesiva. También afecta a las caderas, las rodillas y los tobillos. La mayoría de los conductores procura a todo trance que su coche no esté sobrecargado; saben que en tal caso los amortiguadores se resienten. Con el sobrepeso los «amortiguadores humanos» (los discos intervertebrales y los cartílagos articulares) se resienten del mismo modo. En cualquier edad un sobrepeso de más del 10% representa un gravísimo factor de riesgo para la espalda.

El sobrepeso dificulta en sí mismo el movimiento, si es que no surgen además dolores de espalda. La reducción de la movilidad y el permanecer sentado cada vez más tiempo fomentan la debilidad muscular y el desgaste (*artrosis*) de la columna pluriarticulada. Un elevado índice de grasa en la sangre puede dar lugar a una lesión de las arterias (*arterioesclerosis*) y a los consiguientes trastornos circulatorios.

Concretamente, cuando la arterioesclerosis afecta a las vasos coronarios se reduce el caudal sanguíneo al corazón. Las célu-

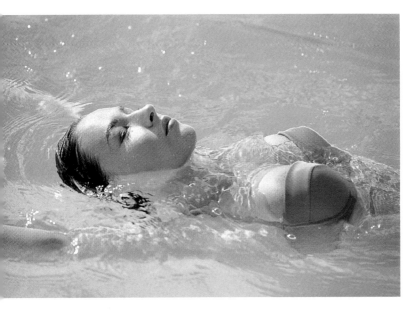

La natación es una actividad deportiva muy favorable para la espalda; el empuje del agua relaja la columna vertebral y los músculos dorsales.

las perciben un caudal menor, incluidas las de los huesos, cartílagos y articulaciones. A esto se suma el desgaste provocado por la edad, formándose así un «círculo vicioso».

Postura inadecuada

Con frecuencia, una postura «inadecuada» origina dolores de espalda. El desinterés por el deporte y la falta de ejercicio, de movimiento y de esfuerzo durante la adolescencia determinan un desarrollo insuficiente de los músculos del abdomen, de la espalda y del corazón -que también es un músculo-. En la edad adulta, la infraactividad física origina la atrofia incluso de los músculos bien desarrollados.

Una postura inadecuada del cuerpo, que perjudica a la columna vertebral, es la que deriva de una actividad sedentaria mantenida a lo largo de varios años, sobre todo si se acompaña de asientos inadecuados, sin respaldos móviles y sin reguladores de altura, adaptables a mesas más altas o más bajas, por ejemplo para trabajar en las mesas de la cocina o ante las pantallas de los ordenadores.

También está la postura inadecuada que deriva de las actividades que se ejercen en una sola dirección, como por ejemplo pintar, adoquinar, trabajar en una cadena de producción, trabajar en cajas registradoras; además de los hábitos incorrectos desarrollados al alzar pesos en profesiones duras, concretamente al alzar pesos «tirando» desde la espalda en lugar de hacerlo agachándose y con la ayuda de las piernas.

Cuerpo y salud

El dolor de espalda

Durante su tiempo libre, la mayoría de la gente se pasa horas enteras sentada ante el televisor con la cabeza hundida e inclinada en asientos esponjosos y blandos, agravando las experiencias negativas del día. Puede decirse, sin exagerar, que en el mundo occidental más de la mitad de la población tiene unos músculos infrautilizados y, por tanto, demasiado débiles.

Reforzar los músculos de la espalda mediante los ejercicios específicos es una forma de evitar los dolores.

Los músculos infrautilizados se adaptan a las necesidades mínimas a las tres o cuatro semanas, se «encogen» y, antes o después, originan dolores de espalda ante el menor esfuerzo. Los músculos sobreactivados en un solo lado desarrollan a su vez otros, generalmente infraactivados, en la otra parte del cuerpo. Así los músculos dorsales no utilizados provocan un desgaste más rápido de la columna vertebral. El desgaste a su vez agrava los dolores de espalda, y aparece un nuevo círculo vicioso. Es imposible forzar permanentemente una «postura idónea» a pesar del pésimo estado de los músculos. Tampoco sirven de nada las observaciones y los consejos. Únicamente el propio desafío puede dar lugar a resultados positivos; una persona sólo puede exigirse a sí misma a través de la motivación, sabiendo que está dispuesta a hacerlo porque se lo exige su propia salud. Este principio es válido para todas las edades y para todos los estados de salud, tanto para los niños, a quienes los padres deben motivar con sus atenciones y con su ejemplo, como para las personas mayores, que con la actividad física pueden mejorar la calidad de vida de sus últimos años.

No hay ningún sustituto del ejercicio físico ni de lo que puede contrarrestar el trabajo de cada día. Por otra parte, en lo que afecta a los músculos existen buenas esperanzas; a las tres o cuatro semanas de realizar algún tipo de ejercicio específico, los músculos empiezan a reforzarse, aunque tras años de abandono prácticamente nunca se recuperará el perfecto estado que tuvieron en otros tiempos.

Posturas inadecuadas adquiridas y congénitas

Las posturas inadecuadas originan dolores de espalda. A su vez, los dolores de espalda inducen con frecuencia a adoptar posturas inadecuadas.

Un fallo da lugar siempre a otro, siguiendo una terrible espiral que poco a poco conduce a estados de salud cada vez peores. Las posturas inadecuadas, por otra parte, pueden ser congénitas o pueden irse adoptando a lo largo de la vida como consecuencia de accidentes o de enfermedades.

Posturas inadecuadas adquiridas. Los dolores crónicos ocupan la primera posición dentro de las posturas inadecuadas adquiridas como consecuencia de haber padecido alguna enfermedad. Entre ellas destacan en primer término las enfermedades reumáticas: la *Artrosis* (reumatismo degenerativo), a continuación la *Gota* (reumatismo de origen metabólico), la *Artritis reumatoide* (reumatismo inflamatorio) de manos, pies y rodillas o la *Enfermedad de Bechterev* (reumatismo inflamatorio de la columna vertebral y de la articulación sacroilíaca).

Las posturas inadecuadas pueden ser congénitas o estar originadas por un accidente o por una enfermedad.

En la mujer, a determinada edad, se da además la osteoporosis, de la que ya hablamos anteriormente. Todas las enfermedades reumáticas originan con frecuencia dolores de espalda y dan lugar a posturas inadecuadas. Lo mismo sucede, aunque no tan drásticamente, con diversas enfermedades, como las enfermedades cardíacas y renales, las dolencias gastrointestinales crónicas, los tumores o las cefalalgias crónicas.

Las posturas inadecuadas no son siempre consecuencia de la negligencia o de la dejadez, sino que representan con frecuencia una «postura sustitutoria», a través de la cual el paciente pretende, consciente o inconscientemente, aliviar el dolor que se produce o compensar las restricciones de movimiento con movimientos sustitutorios. Como las enfermedades crónicas desencadenantes no pueden curarse, las medidas ortopédicas pretenden aliviar el dolor y restablecer en la medida de lo posible la movilidad y la normalidad.

Esto se consigue del modo más exquisito con una «terapia de tratamiento progresivo», comenzando por la gimnasia terapéutica y pasando por diversos tratamientos médicos hasta llegar a la intervención quirúrgica como medida extrema.

Posturas inadecuadas congénitas. Las posturas inadecuadas congénitas más severas, debidas a deformaciones de la columna vertebral, de la pelvis o de las articulaciones de la cadera, se operan con éxito desde hace algún tiempo ya en la infancia a costa de la Seguridad Social. De ahí que, en la actualidad, en las sociedades avanzadas haya muy pocos adolescentes con «adherencias» graves.

Pero no en todas partes sucede lo mismo; en países en los que las familias no disponen de medios económicos y no tienen una Seguridad Social que abone los elevados costos de las medidas correspondientes, el número de personas con deformaciones de la columna vertebral y de gente que se desplaza en silla de ruedas es sensiblemente mayor que en países que sí pueden acceder a estas prestaciones.

Muchos de los defectos congénitos de huesos y articulaciones pueden corregirse en la infancia sin intervención quirúrgica mediante tratamiento ortopédico, aunque las correcciones por estiramientos, por utilización de corsés o por dispositivos especiales de reposo suelen ser muy largas y pesadas, además afectan negativamente a los niños en su desarrollo psicológico y exigen a los padres mucha atención y paciencia. Los padres, el pediatra y el ortopedista habrán de decidir en cada caso concreto el procedimiento que deberá seguirse. En caso de duda ante una medida tan especialmente importante los padres siempre deberán solicitar un segundo dictamen médico para comparar opiniones.

Los estados de ánimo influyen negativamente en los dolores de espalda.

Las correcciones eliminan el defecto visible o lo reducen hasta el punto de que el mismo no impide el desarrollo de una vida normal. En cualquier caso subsiste una cierta debilidad. Los controles médicos son necesarios a lo largo de los años y durante toda la adolescencia los padres inducirán a sus hijos a la realización de movimientos y de prácticas deportivas que deberán seguir realizando durante toda su vida.

Dolores de espalda: alarma psíquica

Una postura corporal inadecuada puede obedecer también a dolencias psíquicas. La angustia, la tristeza, las preocupaciones, las deudas y los problemas planteados en la pareja, en la familia o en el trabajo, agobian a las personas. Los afectados «soportan un gran peso en las espaldas», muchos andan cabizbajos y con los hombros hundidos, algunos creen que «se han roto el espinazo» y hasta la nuca. Cualquiera puede utilizar este tipo de expresiones, que, aunque no formuladas por los médicos, dan en el clavo: el individuo es consciente de que los contratiempos psíquicos provocan dolencias físicas, muchas veces en la espalda, pero también en el corazón, en el estómago o en el intestino. En el lenguaje médico se habla, en estos casos, de *Enfermedades psicosomáticas*.

Nuestra psique, que no es un órgano perceptible como el corazón o los pulmones, no puede hacerse anunciar directamente a través del dolor cuando resulta afectada por la falta de amor, por los infortunios, por la injusticia, por las pérdidas irreparables, por la angustia o por las preocupaciones. De ahí que busque los puntos más débiles de su «dueño» y emita sus señales de alarma a través de este «representante». El dolor físico puede representar la expresión de un dolor psíquico.

En ocasiones se desconoce la importancia de las influencias psíquicas sobre las dolencias y las enfermedades; muchas veces se las infravalora, aunque con frecuencia también se las sobrevalora. Algunos, tanto profanos como psicólogos, defienden el punto de vista extremo de que en definitiva todas las enfermedades, e incluso todos los accidentes, tienen su origen en la psique. Los partidarios de estos puntos de vista tan extremos corren en cualquier caso el riesgo de autoproducirse dolencias psicosomáticas. La psique interviene en numerosas dolencias y hasta puede provocar enfermedades, tal y como hace la gota, que puede originar el desbordamiento del vaso. De ahí que las dolencias físicas puedan tener en su origen un componente psíquico; o puede suceder que no lo tengan.

Asimismo, con frecuencia la psique se resiente por la existencia de dolores persistentes. La

El tratamiento psíquico ayuda a mejorar el estado general de salud.

intensidad con que la psique interviene en los diversos casos depende de la personalidad del paciente que sufre dichas dolencias.

También tratamiento psíquico

La praxis médica y la clínica deben tener en cuenta los componentes psíquicos. La relación entre el paciente y el médico debe ser estrecha y cordial para que la terapia permita obtener los mejores resultados. El paciente no debe partir de la idea de que dispone de unos «fondos ilimitados de salud en el banco de la vida» que puede retirar a su voluntad y dejar en descubierto para reponerlos a través de las medicinas. Debe colaborar en la búsqueda de las causas de sus dolencias, que se encuentran dentro del ámbito psicosomático y que se pueden remontar a varios años atrás.

El estado de la psique desempeña un papel importante no sólo en el origen y en el desarrollo de una enfermedad, sino también en el posterior proceso de curación. El paciente que no descubre su interior, y que se limita a describir al médico sus dolores de espalda callándose el hecho de que está divorciándose, que su hijo es drogadicto, que sufrió la violencia en su infancia o que le tortura la angustia del fracaso, no puede ser tratado en condiciones óptimas.

El médico no es un vidente; reconoce en la radiografía el desgaste de los discos intervertebrales, pero sabe que a pesar de tal desgaste el paciente no tiene por qué sentir ningún tipo de molestias. Entonces, ¿por qué este paciente se queja de constantemente de sus dolores?

Durante algún tiempo la medicina tendía a pensar de acuerdo con categorías establecidas. Se creía que se podía clasificar a las personas en personalidades reumáticas típicas o en tipos de infarto, de cáncer o de dolor. Hoy se sabe que una «tipificación» total de esta naturaleza es errónea. En principio, cualquier persona puede sufrir cualquier enfermedad. De ahí la importancia de la colaboración del paciente en el análisis de las causas y a lo largo del tratamiento.

Los dolores de espalda que están psíquicamente condicionados no son autosugestiones ni tienen que ver con la histeria. A través de la columna, la médula espinal, los nervios, los ligamentos y los músculos, la espalda se relaciona con todo el cuerpo, por lo que es un receptor de primer orden que registra los logros (→ salud) y los fracasos (→ enfermedad).

Cuerpo y salud

El dolor de espalda

¿A QUÉ CONSULTA ACUDIR PARA LA PSIQUE?

- Quien no esté seguro de si su médico especialista infravalora o sobrevalora las posibles influencias psíquicas que influyen en la presencia de los dolores, puede solicitar la opinión neutral de un psicólogo especializado. En cualquier caso, debe saber que en este tipo de problemas no existe una opinión definitiva.
- Además de los Servicios de Salud Pública, están las oficinas y gabinetes de ayuda de los Servicios Sociales de su ayuntamiento o de su comunidad u otras asociaciones específicas de ayuda; acuda a los servicios de los centros de asesoramiento familiar o matrimonial si lo cree necesario para aliviar sus dolencias.

El reforzar o no reforzar el tratamiento ortopédico por medio de una psicoterapia depende de la medida en que la psique intervenga en las dolencias y de la disposición del paciente para recibirla. Los tratamientos psicológicos a largo plazo, como el psicoanálisis y las terapias de grupo mantenidas durante meses enteros, sólo resultan eficaces excepcionalmente en las dolencias de espalda. Dan buenos resultados las hipnosis ligeras y breves, en seis o doce sesiones, y el aprendizaje del entrenamiento autógeno como método de ayuda.

De todas formas, tenga en cuenta que los tratamientos psicológicos no están cubiertos por la Seguridad Social.

Diagnósticos modernos

En principio debe acudir al médico quien sufra por primera vez dolores de espalda que superen el nivel de unas agujetas siguientes a un esfuerzo físico extraordinario. Los dolores de espalda que no acaban de explicarse son patológicamente sospechosos. Como en las demás dolencias, es evidente que el diagnóstico y el tratamiento precoz van de la mano con las mejores posibilidades de curación. No obstante, tratándose de dolores suaves se puede esperar un par de días para comprobar si la mejoría se produce sin más.

La consulta al médico no debe aplazarse cuando:

• Existe una sensación de enfermedad y de debilidad que supera los simples dolores de espalda, persiste a lo largo de dos semanas o más, se acompaña de dolores musculares suaves, de inapetencia o de fiebre, síntomas de una gripe que se habría declarado tiempo atrás.

• Se sienten permanentemente dolores suaves en la nuca, los hombros y los brazos o en alguna otra parte de la columna vertebral o bien cuando reaparecen una y otra vez desde hace tiempo; pueden asociarse a sensaciones molestas en otras articulaciones grandes o pequeñas.

• Cuando desde hace dos o tres semanas se perciben día y noche dolores de espalda, aunque sean suaves, y crean la sensación imprecisa de que van agravándose.

• Cuando de pronto aparecen dolores intensos en la columna lumbar que hacen insoportable el movimiento y que no remiten ni siquiera al acostarse.

Debe consultar al médico cuando por la mañana aparecen unos dolores que pueden ser espasmódicos y electrizantes en el dedo gordo del pie o en la rodilla, y también en las articulaciones de los dedos y de las manos.

La situación es urgente cuando a los dolores de espalda se suman cuadros de parálisis o insensibilidad en brazos o piernas, cuando de pronto se presentan problemas al orinar o al defecar o cuando aparecen trastornos en el esfínter, con la consiguiente falta de control de la orina o de las heces. En estos casos es preciso acudir a una clínica que disponga de una sección ortopédica.

Primera consulta: el médico de cabecera

En los casos que no sean urgentes será suficiente con que el paciente acuda a una consulta de medicina general.

¡Feliz quien cuente con un médico de cabecera que conoce desde hace tiempo el estado de salud de sus pacientes! Es el que está en mejores condiciones de establecer un primer diagnóstico y de prestar la ayuda necesaria y adecuada.

Se recomienda anotar en una ficha el resumen de lo que se pretende decir al médico que va a iniciar el tratamiento, sin excluir los menores detalles.

La relación con el médico

El hecho de que en nuestra sociedad moderna haya tantas personas sin un médico de cabecera fijo, que atienda a toda la familia a ser posible a lo largo de varias generaciones y que conozca las propensiones a enfermar y las circunstancias sociales, depende a veces de los médicos, pero con más frecuencia de los pacientes. No se ve bien que el médico se introduzca en la esfera privada. Existe la tendencia a prescindir de los esfuerzos exigidos, como la pérdida del exceso de peso o la gimnasia terapéutica de larga duración. Si la mejoría no queda a la altura de las previsiones, se cambia de médico de una «temporada» a otra, como sucede con la ropa de moda.

Sin embargo, únicamente habría que cambiar de médico cuando fuera imposible «entenderse con él» o cuando el médico no se tomara el tiempo o el cuidado necesario. Cuando se trate de terapias de carácter agresivo o con posibles efectos secundarios, se puede solicitar otro dictamen médico, como se viene haciendo desde hace tiempo en EE UU. El paciente podrá pedir al médico de cabecera que le envíe al especialista cuando se trate de dolencias que se clasifican en secciones especializadas de la medicina.

Su médico necesita conocer las características de su dolor para emitir un diagnóstico fiable.

Este caso se repite con frecuencia en los dolores de espalda. Las dolencias de la espalda de carácter grave, no una simple contractura muscular o un lumbago, deben tratarlas los ortopedistas, y las enfermedades reumatoides los reumatólogos. En su adscripción médica podrán enviarle a un especialista.

Las informaciones adicionales proporcionan a los especialistas elementos de juicio válidos para diagnosticar y tratar las enfermedades específicas. Los especialistas disponen de un instrumental específico y de aparatos especiales, algunos muy caros. De ahí que el acudir a la consulta de un especialista no implique ser «desleal» con el médico de cabecera de toda la vida. En muchos casos, tras el diagnóstico y una vez iniciada la

LO QUE DEBE SABER EL MÉDICO DE CABECERA

- ¿El dolor apareció de repente o paulatinamente?
- ¿Es la primera vez que surge el dolor o ya se ha tenido el mismo dolor en otras ocasiones?
- ¿Dónde se sitúa exactamente el dolor y hacia dónde o por qué zonas se extiende?
- ¿En qué momento exacto empezó el dolor?
- ¿Se alivia o se agrava con determinados movimientos y posturas o con reposo, calor o frío?
- ¿Se presenta el dolor en forma de ataques, crece o decrece periódicamente o se mantiene permanentemente?
- ¿Se registran pérdidas de sensibilidad u hormigueos en alguna parte concreta del cuerpo?
- ¿Qué se estaba haciendo en el momento en que empezó el dolor? ¿Qué se hizo el día anterior?
- ¿Comió mucho o tomó mucho alcohol el día o la noche anterior a la aparición del dolor?
- ¿Existen otras dolencias además de los dolores de espalda?
- ¿Existen sobrecargas psíquicas de carácter grave?

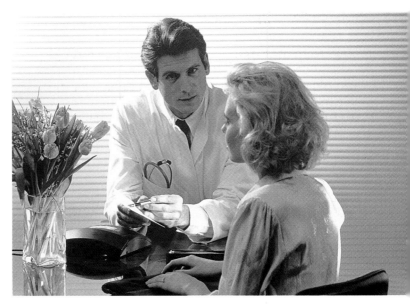

En los dolores de espalda, la primera consulta debe ser con el médico de cabecera que, si es necesario, enviará al paciente a un especialista.

terapia, el paciente volverá al médico de cabecera con el informe del especialista para su estudio.

Los especialistas no son rivales de los titulados en medicina general, sino que son su necesario complemento. La ciencia médica ha alcanzado tales proporciones que nadie puede dominar todas las especialidades. La misma ortopedia, que diagnostica y trata los defectos congénitos o adquiridos de los órganos de la postura y del movimiento, ha avanzado tanto que se están dando los pasos pertinentes para crear el título de «especialista en columna vertebral».

Información entre médicos

Las informaciones que un médico recibe u obtiene por sus investigaciones están bajo secreto profesional. El paciente tiene derecho a revisarlas cuando el médico envía al paciente al especialista, y se transmiten todos los informes sobre su estado, los resultados del laboratorio o las radiografías. El paciente acepta, con su silencio, la transmisión de datos cuando se pone en sus manos la carta que habrá de entregar al especialista. Tiene, sin embargo, derecho a leerla antes.

La transmisión de informes entre médicos está perfectamente justificada. Sólo así podrá el médico encargado del tratamiento ulterior tener un conocimiento exacto de las medidas adoptadas anteriormente, enjuiciarlas, corregirlas si fuera necesario, evitar al paciente nuevamente unas pruebas duras, como exámenes radiológicos, análisis de laboratorio, rectoscopia, etc. y ahorrar gastos superfluos a la Seguridad Social.

En dirección a la terapia

- El paciente no debe esperar que en la primera consulta (ni tratándose del especialista al que le haya enviado el médico de cabecera) se le ofrezca un diagnóstico seguro o un remedio definitivo contra sus dolencias.
- Cualquier tratamiento debe iniciarse con una anamnesis, con un repaso de la historia del enfermo.
- En la exploración general, el médico comprueba el estado de salud inspeccionando, auscultando, palpando y tomando medidas con instrumentos elementales.
- Los análisis funcionales y de movimiento constituyen el siguiente paso. La anamnesis, la exploración general y los análisis de los movimientos pueden efectuarse en la primera consulta al médico. Pero para los siguientes pasos se necesitará acudir a nuevas consultas.
- El médico puede aliviar en un primer momento los dolores intensos con una inyección o suministrando un calmante, antes de haber establecido un diagnóstico fiable. El paciente debe saber que estas medidas auxiliares no curan realmente aun cuando el dolor ha desaparecido, pues en la mayoría de los casos siguen las causas desencadenantes.
- En la segunda consulta, el especialista efectuará varias exploraciones con aparatos, para emitir un diagnóstico fiable: análisis radiológicos, ultrasonidos y escáner.
- Habrá que efectuar otras exploraciones con aparatos cuando las primeras exploraciones no proporcionan una información segura sobre la enfermedad, sobre la zona afectada o sobre la gravedad, o bien sugieren la necesidad de realizar una operación.
- Independientemente de la naturaleza y del alcance de las exploraciones con aparatos, el análisis de las causas de muchas dolencias requiere un análisis de laboratorio en el que se estudian las células, la composición bioquímica (hormonas, enzimas, elementos químicos, colesterol) y otros parámetros de la sangre. La sangre se extrae en el consultorio o bien directamente en un laboratorio específico de análisis; la extracción se efectuará por la mañana y en ayunas.
- Tras estos análisis, generalmente ya se puede establecer el diagnóstico de la enfermedad y de sus causas e iniciarse el tratamiento correspondiente.
- Es muy importante que el paciente comprenda, acepte y apoye los diversos pasos, que resultan imprescindibles para un diagnóstico fiable y, en ocasiones, para un tratamiento prolongado. En este sentido, es de la mayor importancia que el médico explique pormenorizadamente todas las medidas adoptadas.

Cuerpo y salud

El dolor de espalda

Exploración médica

El primer paso que ha de darse en el camino hacia el diagnóstico es la anamnesis (*recuerdo* en griego), es decir, los antecedentes de una enfermedad fijados según los datos solicitados con criterios médicos y facilitados por el paciente.

La exploración a fondo y las pruebas realizadas permitirán al médico establecer un diagnóstico fiable.

En cierto sentido, se trata de una conversación mantenida «para llegar a saber y a comprender». El médico toma nota de todo, abre una ficha clínica e introduce los comentarios que crea convenientes en ella.

Tras la anamnesis el especialista llevará a cabo una exploración a fondo. En principio, la exploración visual, táctil y auditiva debe preceder al diagnóstico establecido a través de los aparatos. Explorará las alteraciones medibles y palpables.

A este campo pertenecen los controles de medidas (altura, peso) y de postura del cuerpo, la prueba de la movilidad, la observación de las encorvaduras de la columna vertebral, el dictamen sobre los músculos de la espalda y la exploración de las tensiones musculares.

También se establecerán la capacidad funcional de las articulaciones de los hombros y la nivelación de la pelvis y de las piernas. Se dedicará especial atención a las informaciones facilitadas sobre el dolor.

Pruebas funcionales practicadas por el médico

Los análisis funcionales de las diversas zonas de la columna vertebral pretenden localizar los excesos o defectos patológicos de movilidad. Las zonas enfermas puede delimitarse fácilmente mediante una terapia exploratoria adecuada.

Nunca jamás se recurre a todos los procedimientos con todos los aparatos; en muchos casos basta con uno solo. El especialista decide aplicar la técnica más apropiada, según su experiencia, dependiendo de las dolencias del paciente. Únicamente se recurre a un segundo diagnóstico en los casos en que no resulta fiable el establecido con el primer método.

No obstante, puede ser necesario realizar nuevas pruebas con aparatos para ver si hay que efectuar una intervención quirúrgica y el modo en que la misma habrá de hacerse.

Columna cervical. Se inclina la cabeza hacia el pecho y hacia la nuca, después se gira a derecha e izquierda. Los movimientos reflejan la movilidad de las vértebras cervicales y si durante los mismos se perciben ruidos de roces o/y aparecen dolores. El médico moverá la cabeza para localizar los puntos dolorosos. Se toma nota de los ángulos de los movimientos cuando se apartan de la normalidad.

Columna dorsal. Generalmente, la columna dorsal, cuyos movimientos son escasos debido al tórax y a las costillas, se examina estando en pie. El paciente girará el tronco a derecha e izquierda, moviendo lo menos posible las regiones lumbar y pelviana. En las inclinaciones hacia delante y hacia atrás el médico comprobará por palpación cómo se modifica la distancia de las apófisis espinosas. Se puede medir además como el perímetro del tórax se modifica al inspirar y al espirar. Si está rígido, la causa de los dolores de espalda puede estar en la dificultad de respirar.

> **Los defectos patológicos de movilidad se localizan mediante los análisis funcionales de la columna.**

Columna lumbar. El médico examina hasta qué punto puede inclinarse el paciente hacia delante. La inclinación debe ser arqueada y no presentar una encorvadura lateral. La dificultad de efectuar torsiones hacia los dos lados, la escasa amplitud de las inclinaciones laterales y los dolores que puedan presentarse reflejan la existencia de trastornos en el ámbito de los diversos segmentos locomotores. En los diversos movimientos, el médico palpará para localizar los puntos dolorosos.

Una prueba sencilla permite confirmar la posible existencia de un prolapso discal con presión sobre la raíz de los nervios. El paciente se tiende sobre la camilla con las piernas extendidas y el médico le levanta primero una pierna y después la otra. Al presionar sobre la raíz del nervio el dolor se agudiza e irradia desde la parte posterior de la pelvis a una o a las dos piernas. Este fenómeno, conocido como *Signo de Lasègue*, debe su nombre al médico francés Lasègue que describió esta relación hace ya 150 años.

Pruebas neurológicas

Los reflejos, es decir, las reacciones nerviosas no voluntarias, pueden estudiarse dando suaves golpes con un martillo en la pierna (rodilla, talón, planta del pie) o en el brazo (fundamentalmente, en el codo). La reacción natural es un movimiento muscular brusco no controlable por la voluntad.

Si el reflejo resulta excesivo en comparación con el del lado contrario, si no se produce o si se produce con gran dificultad, pueden existir alteraciones nerviosas en la médula espinal o en el cerebro que exigen nuevas exploraciones.

La debilidad muscular y las tensiones pueden estar condicionadas por alteraciones nerviosas. De ahí que, tratándose de dolencias de la espalda, el médico deberá observar y palpar los músculos de la espalda, del abdomen, de las piernas, de los hombros y de los brazos. Las fuerzas de presión, de tracción y de giro que el paciente ejerce contra las manos del médico

Cuerpo y salud

El dolor de espalda

con sus brazos, sus piernas o su cabeza, proporcionan nuevos datos para el diagnóstico de su enfermedad.

El paciente debe comunicar al médico las anomalías notadas en la sensibilidad y en la fuerza; las alteraciones de la sensibilidad se manifiestan como sensibilidad disminuida, insensibilidad, hormigueo, «comezón» y «adormecimiento» frecuente de manos o de pies. Los problemas motores se reflejan a través de una disminución de la fuerza muscular en la zona de inervación correspondiente. Así, por ejemplo, el paciente no puede permanecer sobre las puntas de los pies ni sobre los talones.

Los aparatos de exploración proporcionan las informaciones precisas sobre las causas del dolor.

En los casos de sobrecarga, tanto física como psíquica, el paciente puede sentir con intensidad sudores, ahogos, taquicardia, palpitaciones o pérdida de apetito.

Métodos de exploración con aparatos

Tras la «gran inspección» muchas veces, según los primeros resultados, es preciso efectuar nuevas pruebas para establecer un diagnóstico. La crítica dirigida contra la «medicina instrumental» suele ser muy poco objetiva; los aparatos modernos facilitan unos diagnósticos precisos y una fijación milimétrica de las áreas afectadas en momentos muy precoces.

Si uno de estos métodos no proporciona una información suficiente, siempre existe la posibilidad de emplear otro distinto. No se trata de una complicación de la medicina instrumental, sino de descubrir las causas todavía no aclaradas.

Radiografías

En principio, las radiografías son necesarias en las dolencias de la columna vertebral. Las primeras radiografías pueden ser totalmente «normales». Entonces habrá que hacer radiografías de la columna vertebral en posiciones y situaciones diferentes.

Tratándose de desviaciones de la columna vertebral o de dolores percibidos en la totalidad de la misma, es preciso radiografiarla íntegramente y no sólo la zona claramente desviada. Esto se hace para comprobar si la columna vertebral ha desarrollado una segunda desviación compensatoria y cómo lo ha hecho. Las radiografías son absolutamente necesarias para comprobar las estructuras óseas.

Tomografía axial computerizada (escáner)

El escáner representa una evolución de la radiografía. Se efectúan «cortes» a lo largo y a través de la columna vertebral y se obtienen informaciones muy precisas. Con él se consigue una

CUIDADO CON LOS RAYOS X

Los rayos X no son totalmente inocuos. En grandes dosis pueden dañar los órganos sexuales masculinos y femeninos, los ojos y otras partes del cuerpo y, además, son sospechosos de provocar algunos tipos de cáncer en los casos más extremos.

De todos modos, es cierto que debido al desarrollo de nuevas técnicas, los aparatos modernos emiten menos radiaciones globales sobre el cuerpo y prácticamente no existe una irradiación difusa fuera del ámbito de recepción.

A pesar de todo, en principio, las mujeres embarazadas no son sometidas a pruebas con rayos X para no dañar el feto, y además, en determinadas radiografías, los órganos sexuales se protegen con un delantal protector de plomo.

representación muy exacta de la relación entre la superficie articular y el conducto o el agujero vertebrales. Se obtiene una mejor representación de las estructuras blandas, como son los músculos y los órganos internos, que la lograda con las radiografías. El escáner complementará a la radiología tradicional cuando el especialista lo considere oportuno.

Como en los últimos cinco años muchos departamentos de radiografía han incorporado modernos aparatos de tomografía por ordenador, este método es preferible al de la radiografía tradicional por rayos X, siempre que el especialista necesite algo más que una visión de conjunto.

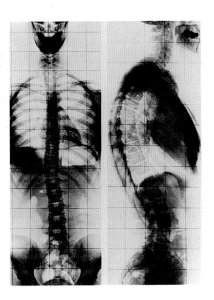

Radiografías frontal y lateral

Cuerpo y salud

El dolor de espalda

Resonancia magnética

Frente al diagnóstico establecido mediante rayos X, la resonancia magnética no utiliza ningún tipo de radiación.

Opera mediante campos magnéticos, que, según todas las pruebas y experiencias realizadas hasta la fecha, son inocuos para las personas. La resonancia magnética ofrece una imagen muy precisa sobre todo de las estructuras blandas, como los discos intervertebrales, los nervios, los músculos y los tumores.

Las resonancias magnéticas y las sonografías son métodos de exploración indoloros y eficaces.

En la representación de las partes blandas, es muy superior al escáner y es mucho más exacta en el diagnóstico de la columna vertebral para algunos tipos de patologías.

La resonancia magnética debe su nombre al hecho de que el organismo reacciona con una resonancia al campo magnético creado por el aparato. La mayor o menor intensidad de la resonancia de los tejidos depende de la concentración de protones (protón → partícula de carga positiva, uno de los elementos del núcleo atómico) y de otros factores físicos. Un ordenador transforma en imágenes precisas todas las ondas electromagnéticas captadas por los sensores del aparato; las imágenes son almacenadas, se amplifican y se convierten en «fotografías» visibles. Como sucede con el escáner, el interior del cuerpo puede representarse en diversas secciones desde diversas posiciones en cualquier plano.

Ecografía

También se pueden visualizar sin radiaciones y sin riesgos las estructuras internas del cuerpo utilizando ultrasonidos, es decir, recurriendo a la ecografía. Las vibraciones de los ultrasonidos quedan por encima de la capacidad auditiva del ser humano,

---

¿RESONANCIA MAGNÉTICA O ESCÁNER?

- La resonancia magnética es insuperable en el diagnóstico de enfermedades en las partes blandas.
- La radiografía y el escáner proporcionan mejores imágenes de las estructuras óseas duras y reflejan las fracturas óseas y las áreas de calcificación. Un escáner especial para huesos permite medir la densidad ósea (muy importante en el diagnóstico y en el tratamiento de la osteoporosis).

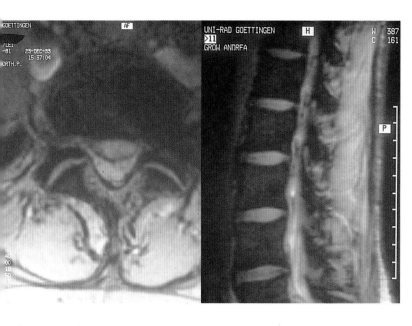

La resonancia magnética permite obtener unas imágenes muy claras y precisas de un prolapso discal.

atraviesan la envoltura corporal y producen en el organismo, en las diversas capas de los tejidos, ecos de diferente intensidad. Cuanto más compacta es una estructura, los huesos por ejemplo, más fuerte es el eco. Los ecos fuertes aparecen en blanco en la pantalla, mientras más débiles son, más oscura es la imagen representada.

Para obtener un diagnóstico, se coloca sobre el cuerpo una sonda o transductor acústico que se mueve con la mano en todas las direcciones por el campo de exploración. Las imágenes que aparecen no son muy nítidas. El diagnóstico basado en los ultrasonidos es de gran valor para obtener una primera visión de conjunto sin acudir a la radiología o para efectuar controles sin riesgo en los tratamientos de larga duración.

En el diagnóstico de la columna vertebral, la sonografía queda muy por debajo en cuanto a la calidad de la exploración radiológica convencional, del escáner o de la resonancia magnética, por lo que únicamente se utiliza en situaciones muy concretas.

Mielografía

La mielografía es un método radiográfico especial para determinar la existencia de una enfermedad del disco intervertebral o fijar la presencia de un tumor de la médula espinal.

Un diagnóstico preciso exige, en muchos casos, la utilización de varios aparatos diferentes.

Está anticuada y sólo se aplica cuando los otros métodos radiográficos no han permitido establecer un diagnóstico seguro y no se dispone de posibilidades de hacer una resonancia magnética. El paciente deberá permanecer en la clínica al menos 24 horas, pues pueden presentarse efectos secundarios, como dolor de cabeza, náuseas y vómitos.

Utilizando una aguja, se introduce, con anestesia local, en el líquido cefalorraquídeo un contraste que se hace visible a los rayos X. El paciente es sometido a diversos movimientos en una mesa basculante para que la sustancia opaca pueda fluir en la capa protectora de los nervios hasta llegar a la zona afectada. Durante este proceso se hacen radiografías. A pesar de la anestesia, es un procedimiento desagradable.

Dada la frecuente aparición de efectos secundarios, actualmente ha sido desplazado por el escáner.

Venografía de la duramadre

La venografía es un método relativamente nuevo de observación de las venas que serpentean alrededor de las cubiertas que envuelven la médula espinal. Su envoltura exterior es muy resistente, lo cual explica el nombre de «duramadre». En la radiografía, las venas forman un modelo romboidal y reticular sobre las partes posteriores de las vértebras y de los discos. Las deformaciones del modelo permiten deducir la existencia de un prolapso discal.

La venografía es poco dolorosa. Se inyecta la sustancia opaca en la vena del muslo que conduce a la región lumbar y a los 30-60 minutos da lugar a una visualización nítida de las venas de la duramadre.

Como la mielografía, tampoco esta técnica resulta recomendable para utilizarla normalmente por su coste relativamente alto, por los riesgos que implica y por la deficiente calidad de su imagen; hoy en día, ya es una técnica obsoleta.

Discografía

La discografía ha sido superada también en los casos normales por la resonancia magnética. Se lleva a cabo sobre todo para diagnosticar un prolapso discal doloroso. La discografía constituía un método muy importante dentro del marco del «diagnóstico segmental ampliado». Cuando los dolores que se presentan son imprecisos, permite distinguir con precisión si el dolor procede de un disco intervertebral o de las articulaciones vertebrales.

El médico decidirá el método de exploración que le permita obtener un diagnóstico más seguro.

Para aplicar este método se introduce, previa anestesia local, una aguja en el centro del disco intervertebral y se inyecta una pequeña cantidad de sustancia opaca. Si la intensificación de la presión provoca el dolor típico («dolor de recuerdo»), cabe suponer que es el disco correspondiente el que causa los dolores.

Escintigrafía ósea

En ortopedia, este método sirve, sobre todo, para diagnosticar los procesos metabólicos acelerados, como los que se producen en las inflamaciones o en los tumores óseos.

Se inyecta en vena una solución con una minúscula proporción de material radiactivo rápidamente desintegrable; la solución se deposita en los huesos en un plazo de dos o tres horas. Entonces, un aparato especial proyecta en una pantalla las áreas de tejido con un metabolismo sobreactivo con más nitidez que las áreas sanas.

La prueba es indolora, no tiene efectos secundarios y la carga radiactiva es irrelevante. Este método ofrece la ventaja de identificar el crecimiento hiperactivo de los huesos hasta tres meses antes que el examen radioscópico tradicional.

Tratándose de tumores óseos malignos, este tiempo que se gana es de la máxima importancia.

Artrografía

Con la artrografía se visualizan las cavidades articulares para diagnosticar lesiones en los meniscos, los cartílagos y alteraciones inflamatorias o artrosis.

Previa anestesia local, se inyecta en la articulación afectada una sustancia opaca, que se puede inyectar sola o combinada con una insuflación de aire o de gas. Este método se aplica en el diagnóstico de la patología de rodillas, de las luxaciones recidivantes del hombro, etc.

Gracias a la anestesia local previamente aplicada, esta intervención no resulta excesivamente molesta para el paciente.

Electromiografía

Esta técnica identifica la raíz nerviosa midiendo la actividad de los diversos grupos de músculos en reposo y en movimiento.

La electromiografía estudia las reacciones de las raíces nerviosas.

Cuando la actividad muscular se reduce, se puede estudiar la raíz nerviosa correspondiente y, por tanto, obtener indirectamente conclusiones acerca del grado de gravedad, por ejemplo, de un prolapso discal. Para ello se introducen finísimas agujas de medir en los músculos de las piernas. El aparato de medir registra, tras los diversos pinchazos, impulsos normales, intensificados o disminuidos, en forma de picos más o menos altos.

Aparte de los pinchazos no existen otras lesiones ni efectos secundarios. Este método permite también diagnosticar otras alteraciones en el sistema nervioso.

Métodos naturales

Las lesiones de la columna vertebral sólo pueden «repararse»; es imposible volver a conseguir una columna vertebral sana, como era antes; se habla de una *curación por defecto.* Los objetivos a que se aspira con las distintas terapias y que tantas veces se logran, son la eliminación del dolor y alcanzar de nuevo una movilidad lo más alta posible.

Quienes sufren dolores de espalda difícilmente aceptan esta limitación en los resultados. La comprensión desempeña, en este caso, una función muy importante para tomar en serio las dolencias de la espalda, aunque sean muy pequeñas, y para poner en juego todos los medios que permitan resolver el problema y eliminar las causas.

Las afecciones banales como la tos y el catarro suelen desaparecer sin dejar lesiones permanentes; muchas inflamaciones de la piel y de los órganos internos se curan con medicamentos y no dejan secuelas. Todo ello se debe a la renovación constante de las células y a las fuerzas reparadoras del sistema inmunológico. El desgaste permanente (*Degeneración*) se compensa con la reconstrucción (*Regeneración*) permanente. El desgaste predomina sólo en las edades más avanzadas.

La situación se complica en las enfermedades alérgicas y crónicas o en las enfermedades de autoinmunización. La curación es imposible, porque el sistema inmunológico falla al tomar por enemigos ciertas estructuras del propio cuerpo que desde luego no lo son. En cualquier caso, los alérgicos pueden evitar ciertos riesgos, por ejemplo, todos los relacionados con el polen o con la comida.

El desgaste de las vértebras es mayor que el de las demás articulaciones.

Muchas enfermedades crónicas pueden controlarse a tiempo mediante el uso de medicamentos adecuados.

En los huesos y en las articulaciones, el desgaste paulatino se inicia ya a los 30 años. A los 70 años un individuo ha perdido un tercio de la sustancia ósea. La degeneración se produce también en el revestimiento cartilaginoso de todas las superficies articulares que rodea y protege a cada articulación. La columna vertebral está formada por varias vértebras que, con las articulaciones y los discos intervertebrales, constituyen segmentos locomotores interdependientes. Como están sometidos a elevadas presiones y, al mismo tiempo, deben amortiguar los golpes y las cargas suplementarias, los cartílagos y las superficies articulares se desgastan y los discos intervertebrales pierden grosor y elasticidad. Sólo desde «épocas muy recientes» de la historia de la evolución caminamos erguidos y nuestra columna vertebral es un órgano único, pero muy reciente y (todavía) no es totalmente perfecto.

El desgaste de las vértebras es mayor que el de otras articulaciones porque no es posible la distensión total y en ellas las posturas defectuosas son más frecuentes. Sucede, además, que el fallo en un segmento locomotor exige nuevas prestaciones a los demás segmentos, con lo que automáticamente se acelera todo el proceso de desgaste.

Los dolores de espalda son las dolencias más frecuentes y deben tomarse siempre en serio. Ahora bien, no todos los dolores de espalda responden a causas graves y casi siempre se pueden eliminar las posteriores consecuencias funestas. Como en todas las enfermedades graves, también en los dolores de espalda, las posibilidades de superarlos de un modo permanente y exitoso son tanto más favorables cuanto antes inicie el paciente el oportuno tratamiento.

El cuerpo como un todo

A través de la médula espinal y los nervios contenidos en la columna vertebral, el cerebro está en relación con todo el organismo. De ahí que las «medidas terapéuticas globales», que mejoran el estado general de los enfermos de espalda, constituyan unos métodos excepcionales para superar los dolores de espalda sin introducir alteraciones graves.

En principio, los remedios más suaves son «los mejores». Es decir, lo mejor es la medida terapéutica que, tratándose de una enfermedad que ha alcanzado cierto grado de gravedad, está en condiciones de curar o mejorar o al menos tiene la capacidad de impedir o aplazar el empeoramiento de dicha enfermedad.

Este concepto de terapia implica que, en caso de necesidad, se debe recurrir a procedimientos más drásticos e, inversamente, volver cuando sea posible a otros más suaves. Este *principio de los pequeños avances terapéuticos* es muy importante para los dolores de espalda, pues los elementos de la columna vertebral están expuestos, antes y de una manera más intensa, al desgaste progresivo que los restantes órganos del cuerpo.

79

La medicación naturista moderna es exclusivamente un tratamiento de corte global. Muchos médicos acaban recurriendo a ella y muchos otros se han especializado en la misma. El éxito de la medicina naturista se basa en lograr un conocimiento preciso acerca de la enfermedad, de todas sus causas, de su nivel de gravedad y de su localización.

Un «método global» no vale necesariamente en todos los casos. De ahí que, para aplicarlo con éxito, sea preciso disponer de varios tratamientos y de las instalaciones adecuadas. La medicina natural moderna no se opone a la medicina convencional, sino que la complementa.

En cualquier caso, debe pensarse siempre en que no existe una «única terapia auténtica» que garantice la curación plena.

Oxígeno: frescor para todo el cuerpo

Oxigenoterapia

La oxigenoterapia es el más amplio de todos los métodos integrales. Estimula la regeneración de todo el organismo, refuerza el sistema inmunológico y contribuye a superar la falta de energía, que es la causa de numerosas enfermedades y dolencias.

El método se basa en la idea de que con la edad disminuyen la entrada de oxígeno y su aprovechamiento por parte del organismo. La presión parcial del oxígeno, medida en *Torr*, indica las magnitudes de medida correspondientes.

Como el oxígeno es indispensable para la nutrición y renovación de las células, para el metabolismo, para el nivel de fuer-

Cuerpo y salud

El dolor de espalda

zas y para el estado general de salud, cabe pensar que el envejecimiento y la propensión creciente a enfermar dependen directamente de una menor entrada de oxígeno. Lo mismo se puede decir de la columna vertebral, con sus huesos y sus discos, de la médula espinal, de los nervios y de los músculos.

La oxigenoterapia incrementa el aporte de oxígeno para aumentar así su presencia en el organismo.

Por tanto, en principio, la oxigenoterapia es aplicable en los dolores de espalda y en las dolencias de la columna vertebral. Sus límites son los casos en los que existen alteraciones muy marcadas y es necesaria la intervención quirúrgica. No obstante, tras las diversas operaciones, puede estimular el proceso de curación y el estado general de fuerzas y reducir las proliferaciones cicatrizales.

En la oxigenoterapia se inhala, en diversas sesiones, una determinada cantidad de oxígeno puro (la cantidad depende de la dolencia en cuestión); en las técnicas más desarrolladas la inhalación se efectúa en una cinta rodante, en el ergómetro o en el aparato de remos, de forma que al incrementarse la actividad metabólica se eleva la concentración. En la llamada *Técnica de intervalos* se introducen varios cambios entre «trabajo» y «sesión» y se efectúan diversos suministros de oxígeno durante un tiempo total de 60 minutos en, al menos, 10 aplicaciones. Los efectos logrados a través de la oxigenoterapia (respiración más intensa, mayor actividad celular, metabolismo más activo y mejor circulación sanguínea) pueden durar varios meses, a veces, incluso, hasta varios años.

Oxidoterapia hematogénica

La Oxidoterapia hematogénica intensifica el aprovechamiento del oxígeno en las células y estimula la actividad celular, acentuando la regeneración de las células. Es obvio que unas células más vigorosas mejoran el estado general.

Aplicando al mismo tiempo la oxigenoterapia y la oxidoterapia hematogénica, a las células les resulta más fácil aprovechar al máximo el oxígeno adicional. Esta combinación está indicada en las alteraciones de la irrigación sanguínea del corazón, del cerebro y de las piernas y, en principio, en pacientes de edad avanzada. La oxidoterapia hematogénica reduce el nivel de grasa en la sangre y, por tanto, frena los procesos de arterioesclerosis de los vasos sanguíneos.

Obviamente, estas mejoras producen diversos efectos positivos en la columna vertebral.

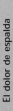

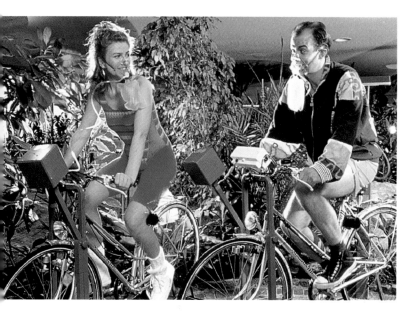

Al elevarse la actividad metabólica con el ejercicio físico se mejora la entrada de oxígeno.

Oxivenación

La oxivenación es una de las nuevas formas de aplicación de oxígeno, recomendable sobre todo para el tratamiento de las alteraciones circulatorias graves.

Puede combinarse con la oxigenoterapia y con la oxidoterapia hematogénica, triple combinación que obtiene buenos resultados en los problemas circulatorios graves de las piernas.

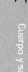

PRESIÓN PARCIAL DE OXÍGENO

La presión parcial de oxígeno es, por término medio:

- Hasta 30 años   aprox. 90 Torr
- A los 40 años   aprox. 80 Torr
- A los 50 años   aprox. 76 Torr
- A los 60 años   aprox. 72 Torr
- A los 70 años   aprox. 68 Torr

Protegiendo el sistema defensivo

Terapia timoesplénica

La Terapia timoesplénica aspira a reforzar el sistema defensivo endógeno y a combatir la proclividad a padecer algunas enfermedades infecciosas.

Un aumento de defensas contribuye a evitar algunas enfermedades infecciosas.

Situada bajo el esternón, la glándula del *Timo* rige, en el período de la adolescencia, el crecimiento y, a lo largo de toda la vida, la especialización de las células defensivas. Tras la pubertad empieza a atrofiarse, de aquí la causa de que en la vejez sea cada vez mayor la tendencia a padecer diversas enfermedades y que sea más lento el proceso de curación.

El extracto de timo obtenido de las glándulas de terneros jóvenes puede estimular el sistema inmunológico debilitado. Se discute si el sistema inmunológico refuerza sus actividades o si los agentes activos inyectados permanecen algún tiempo almacenados. La combinación de extractos de timo y de bazo puede reforzar los efectos inmunológicos.

Seroterapia

Los sueros procedentes de extractos de páncreas, ovarios, cerebro, articulaciones, piel, corazón, testículos, hígado, pulmones, cápsulas suprarrenales y próstata pueden estimular la regeneración de los órganos humanos correspondientes.

Observación importante: hoy en día los extractos de tejidos y la seroterapia, además de estar anticuados según la mayoría de los autores, están contraindicados por su gran peligrosidad.

Agujas contra el dolor de espalda

Acupuntura

En China y en otros países asiáticos, la acupuntura es una parte importante de la medicina y se enseña en las universidades.

Se parte de la base de que muchas dolencias y enfermedades son consecuencia de una alteración del equilibrio del caudal de energías. A lo largo de 14 canales energéticos, llamados *Meridianos*, existen un total de 748 puntos de energía a diferentes profundidades en los que, siempre en relación con las diversas dolencias, se colocan varias agujas. Las agujas pueden permanecer durante varios minutos o durante horas clavadas en los puntos en que se han colocado. Estos puntos se estimulan dando varios giros a las agujas o aplicando impulsos eléctricos suaves (*electroacupuntura*).

Según la selección de puntos efectuada por el médico, la estimulación pretende reforzar, debilitar, desviar o bloquear energías y así restablecer el equilibrio energético. Hasta la fecha, la investigación médica moderna no ha logrado una explicación definitiva del modo de actuar de la acupuntura china, que cuenta ya con una tradición de más de mil años. Los médicos asiáticos no acaban de comprender por qué la «nueva» medicina se pregunta por los mecanismos de acción. Ellos piensan que esta terapia actúa y ofrece resultados positivos sin efectos secundarios. La acupuntura es una medicina empírica y debe someterse a los métodos de la medicina natural.

La acupuntura trata de restablecer el equilibrio del caudal de energías del cuerpo mediante la aplicación de agujas.

En los países occidentales los médicos recurren cada vez más a la acupuntura, sobre todo tratándose de dolores, de enfermedades reumáticas, de alteraciones nerviosas y funcionales, de trastornos del sueño y de falta de estímulos.

También está indicada para los dolores de espalda que no requieran una intervención quirúrgica o para los dolores permanentes posteriores a la operación. Algunas clínicas especializadas recurren a la acupuntura para las intervenciones quirúrgicas y para la asistencia a los partos, cuando la anestesia representa un riesgo muy alto para el paciente.

Neuralterapia

El Dr. Ferdinand Huneke, médico alemán, sentó las bases de la Neuralterapia en 1925. Descubrió que las cicatrices mal curadas, las inflamaciones, los dientes con caries y las áreas locales de dolor podían representar, al ser «zonas perturbadoras» o «focos tóxicos», la causa de muchas y diversas enfermedades funcionales y de varios tipos de enfermedades orgánicas.

Las vías nerviosas son los canales de comunicación entre el campo perturbador y el lugar de las dolencias. Las tensiones musculares y los dolores de espalda provocados por los nervios que salen de la columna vertebral, como el lumbago y la ciática, responden especialmente bien a la neuralterapia.

Utilizando inyecciones de anéstesicos locales, como por ejemplo la procaína, la neuralterapia introduce impulsos curativos a los que el organismo responde positivamente en el sentido de una terapia global. La inyección se realiza en la zona subcutánea, de modo que se forma un habón, que en parte profundiza hasta la zona donde se manifiestan las dolencias.

Terapia física: calor, agua y movimiento

Terapia manual

Cuando las articulaciones presentan una baja capacidad de movilidad (*Hipomovilidad*) o de alta movilidad (*Hipermovilidad*) existe un trastorno que puede dar lugar a tensiones musculares dolorosas. Si la situación se prolonga, puede producirse un encogimiento de los músculos, lo cual acentuará los dolores. Un ejemplo es la *Vértebra salida*, síndrome que refleja un bloqueo, que puede ser muy doloroso, de alguna de las articulaciones vertebrales.

La terapia manual sirve para tratar lesiones no permanentes.

La terapia manual (*Quiroterapia*) contribuye a reconocer y a tratar estos trastornos, pero no es posible aplicarla siempre en los casos de lesiones permanentes.

En el tratamiento manual clásico, la reducción, se efectúa una presión selectiva sobre la zona afectada, que generalmente dura fracciones de segundo, para eliminar el impedimento patológico y resolver el bloqueo. En ocasiones se produce un chasquido, que no debe interpretarse necesariamente como señal de un resultado positivo del tratamiento.

Además de la reducción, se aplican también las técnicas de las partes blandas y de la movilización. Con la primera se estiran poco a poco, longitudinal y transversalmente, los músculos correspondientes a la articulación bloqueada. La técnica de la movilización resuelve el trastorno funcional mediante una tracción o por medio de un estiramiento rítmico.

La terapia manual no es un tratamiento adecuado para los prolapsos de disco agudos, ni para las formas más graves de osteoporosis ni tan siquiera para las inflamaciones o deformaciones de la columna vertebral, porque pueden presentarse algunas complicaciones que pueden llegar a ser peligrosas. De ahí que, tratándose de dolencias poco claras se recomiende que, antes de emprender una terapia manual, se efectúe una exploración médica para establecer un diagnóstico preciso.

Termoterapia y frigoterapia

Para casi todas las personas el calor es una sensación agradable. Los deportistas se calientan antes de entrenarse y de competir. En muchos casos, los pacientes buscan un calor adicional que suele proporcionarles un alivio; en muchas familias son habituales las compresas calientes, el baño caliente y la lámpara de rayos infrarrojos. En realidad, el calor aplicado terapéuticamente puede ejercer un influjo positivo sobre el desarrollo de la enfermedad. De ahí que en los enfriamientos, en las tensiones musculares, en los dolores de espalda y en las enfermedades reumáticas, los médicos prescriban aplicaciones de calor mediante el arco voltaico, la lámpara de rayos infrarrojos u otras fuentes de calor. En general, la combinación con otras prescripciones mejora los resultados.

A veces el frío puede resultar mejor que el calor. En el reúma inflamatorio, como la artritis reumatoide o la espondilitis anquilopoyética, se pretende intensificar mediante la aplicación de compresas frías la circulación sanguínea en el área afectada. De todas formas, la aplicación de frío está muy indicada en la fase aguda de los traumatismos (contusiones, esguinces,...)

Con la termoterapia, la circulación se activa inmediatamente; con la frigoterapia, se tarda algo más.

Masaje

El masaje es un método pasivo que se utiliza para aflojar y soltar los músculos tensos. Se percibe como algo muy agradable y puede dar muy buenos resultados, por ejemplo, en las tensiones de la cintura escapular o de los músculos de la columna vertebral. Los masajes pueden asimismo contribuir a que, tras el parto, la mujer recomponga los tejidos excesivamente distendidos. Existe toda una gama de técnicas de masaje, como los masajes suaves o los masajes firmes, que hace posible la adaptación individual a las diversas necesidades en enfermedades específicas o en áreas anatómicas.

La gimnasia terapéutica alivia los dolores y relaja los músculos.

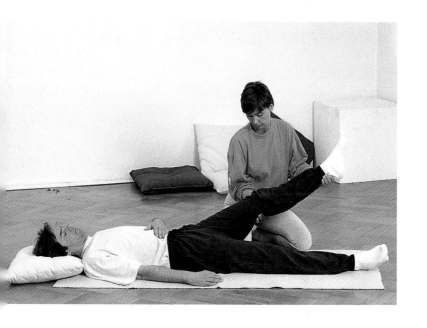

Gimnasia terapéutica

A diferencia del masaje pasivo, que, según el dicho popular, «solamente contribuye a fortalecer los músculos del masajista», la gimnasia terapéutica constituye una forma activa de terapia en la que el paciente tiene que prestar su colaboración activa para que, de este modo, pueda reconstruir selectivamente diversos grupos de músculos y aprender a coordinar de una manera adecuada las diversas fases de los movimientos.

La gimnasia terapéutica es una forma activa de terapia que precisa de la colaboración del paciente

A medio y largo plazo, la gimnasia terapéutica es, en cuanto medida activa, muy superior al masaje. La gimnasia terapéutica dirigirá, en un principio, los movimientos necesarios para la movilización del paciente y los repetirá hasta que los ejercicios puedan efectuarse contando con las propias fuerzas.

También la gimnasia terapéutica dispone de diversas técnicas, que se aplicarán siempre teniendo en cuenta las diferentes enfermedades. En conjunto, la gimnasia terapéutica representa un pilar muy importante en el tratamiento de las enfermedades del aparato locomotor.

Los masajes y la gimnasia terapéutica suelen combinarse además con hidroterapias o balneoterapias y con otras formas diversas de distintos tratamientos físicos.

Un baño de barro conserva el calor durante mucho tiempo y es eficaz en el caso de los dolores de espalda.

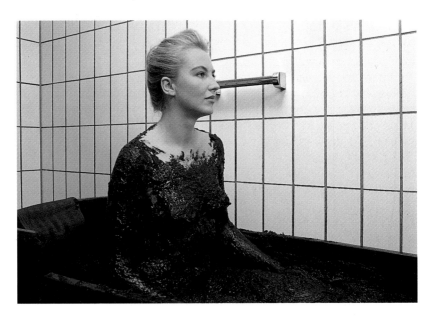

Hidroterapia o balneoterapia

El tratamiento basado en los baños (*balneoterapia*) estimula la regeneración y moviliza los músculos y las articulaciones. Con determinadas aguas minerales se prescriben también dietas hídricas, por ejemplo en los trastornos intestinales, e inhalaciones, por ejemplo en enfermedades de las vías respiratorias.

El tratamiento con baños de aguas minerales moviliza y regenera los músculos y las articulaciones.

El **baño** se toma en piscinas con paredes provistas de surtidores de masaje. La *gimnasia hídrica* se practica bajo la dirección de monitores especialistas.

La **natación** es una recomendación terapéutica para las dolencias de espalda. Concretamente, en las enfermedades de la columna cervical, es mejor nadar de espaldas para evitar el excesivo acodamiento de la columna cervical, que necesariamente se produce al nadar en estilo de braza.

En los **baños de pila** con aguas minerales suelen añadirse *peloides* (→ lodo en griego) para reforzar los efectos terapéuticos. Entre los peloides están el lodo, el fango, el cieno de costa, el barro y la arcilla. Estas sustancias conservan largo tiempo el calor; y los componentes orgánicos actúan de un modo especial en la piel y en parte se asimilan a través de ella.

Aplicaciones de la Terapia de Kneipp

La Terapia de Kneipp es una forma universal de tratamiento que se suele recomendar como terapia preventiva, pero también se aconseja en las fases iniciales de numerosas enfermedades y en la fase de curación, además de los casos de debilidad general y de propensión general a las infecciones. Actúa sobre todo fortaleciendo, movilizando y activando el metabolismo y la circulación y, además, estimula la regeneración de las energías autoterapéuticas.

Su principal ventaja está en que la mayoría de las aplicaciones puede hacerlas el paciente en su propio domicilio, tras haber realizado previamente unas prácticas en un *Centro Kneipp de terapia*. Muchos las hacen porque los ejercicios proporcionan una sensación de bienestar y un frescor inmediatos. Quien no disponga de tiempo para un tratamiento Kneipp de tres o cuatro semanas y no sufra una presión dolorosa especial, puede empezar con las siguientes propuestas.

Las **duchas** se toman con una manguera que, mediante un adaptador (puede proporcionarlo cualquier fontanero), se acopla a los accesorios de una bañera o de una ducha. Las aplicaciones pueden efectuarse diariamente, por la mañana o por la tarde, coincidiendo con el aseo personal.

La ducha se toma siempre de pie, de abajo arriba, primero por la derecha y después por la izquierda; al principio, el agua debe estar muy caliente: pierna derecha, pierna izquierda, brazo derecho, brazo izquierdo, circularmente en el vientre, después los senos, finalmente el cuello y la nuca. Entonces el agua podrá caer libremente espalda abajo.

La siguiente ducha debe ser con agua fría (la ducha tibia resulta inoperante) y requiere de una habituación previa; los principiantes, en un primer momento, y las personas sensibles siempre se limitarán a una ducha fría desde los dedos de los pies hasta las rodillas, y viceversa, y desde los dedos de las manos hasta los hombros, y viceversa. Resulta más efectivo llevar la ducha fría hasta las ingles, después incluir también el vientre y, finalmente, aplicarla al pecho y al cuello.

La circulación se activa más si entre la ducha caliente y la ducha fría se frota el cuerpo con dos cepillos de cerdas naturales, siempre de abajo arriba. No se trata de algo original del método Kneipp, pero el masaje con cepillos húmedos activa tan intensamente la circulación en la superficie de la piel que la ducha fría siguiente se tolera y se soporta mejor. Puede utilizar cepillos con mango que permiten alcanzar toda la espalda.

Las **compresas** pueden aplicarse también en el propio domicilio. Se aconsejan en numerosas enfermedades como las anginas, los resfriados, las dolencias abdominales, los dolores de espalda o los estados de malestar general. En las diversas

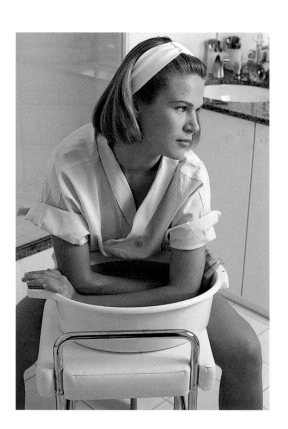

Un baño de brazos despabila y es eficaz contra las tensiones de los músculos de los brazos y de los hombros. Mantenga durante dos minutos los brazos en agua fría, puede ser en una palangana o en el lavabo.

dolencias las compresas pueden aplicarse algunos días y hasta semanas enteras, en caso de necesidad. Para los dolores de cabeza se recomiendan, teniendo en cuenta la localización del dolor, compresas frías aplicadas en la cara o en la nuca.

En pacientes con cardiopatías, la terapia a base de duchas frías y calientes puede resultar peligrosa.

Como una compresa húmeda puede utilizarse un pañuelo que se sumerge en agua fría y se extiende sobre el área afectada. Se pone encima un paño seco doblado, se sujeta todo con una envoltura de lana y se extiende encima una toalla. La aplicación debe durar una hora. En este tiempo, el cuerpo desarrolla un calor intenso y se llega al sudor. A continuación, se recomiendan unas fricciones frías con toallas húmedas.

El **baño frío de brazos** se recomienda como ayuda inmediata para combatir el cansancio general y las tensiones de los músculos de los brazos y de los hombros. El procedimiento es muy sencillo. Consiste en mantener uno o dos minutos los dos brazos hasta el codo dentro del agua fría en una palangana. Los primeros «pellizcos» señalan el final de la inmersión. Se termina el proceso frotando firmemente los brazos.

Patalear en el agua fría de la bañera sirve de alivio, activa la circulación sanguínea en las piernas y estimula los nervios hasta la columna vertebral. Se patalea en la bañera lentamente durante dos minutos, pero se hace de forma que sólo una pierna esté siempre dentro del agua. Lo ideal sería salir a pasear a paso rápido durante 30 minutos después de esto.

Campos magnéticos y corrientes contra el dolor

Campos magnéticos para aliviar el dolor

La aplicación de campos magnéticos produce con frecuencia una mejoría en los dolores de origen reumático o artrítico. El tratamiento es pesado, pero puede reducir o, incluso, suprimir la toma de remedios contra el dolor.

La idea de la magnetoterapia se debe a un ingeniero electrotécnico que con la edad sufrió una artrosis en las articulaciones del codo. Enrolló un cable largo alrededor de la articulación y lo conectó con la corriente y con un aparato de rayos. Hizo pasar la corriente y creó un campo magnético en el área afectada. Tras unas semanas de autotratarse diariamente por espacio de una hora, estuvo meses enteros sin sentir dolor.

Para la termoterapia, para reducir el dolor, para la distensión muscular y para desarrollar el metabolismo se utilizan corrientes de alta frecuencia, como las ondas ultrasónicas; las ondas cortas o las microondas se emplean en aquellas enfermedades en que debe producirse calor bajo la superficie (por ejemplo, en las enfermedades reumáticas en su fase no aguda) o en las alteraciones degenerativas (por ejemplo, en las artrosis). Según sea la longitud de onda, puede obtenerse una respuesta distinta en tejidos que se encuentran a diversa profundidad.

Electroterapia

En ortopedia, los tratamientos realizados con distintos tipos de corrientes sirven sobre todo para combatir el dolor, para reforzar los músculos y para estimular los nervios tras una parálisis, un accidente o una operación. En tales casos, se aplican corrientes continuas o alternas muy débiles que recorren el área afectada con impulsos eléctricos que se suceden de un modo regular o en intervalos brevísimos.

La aplicación de corrientes eléctricas produce mejoría en el estado de los pacientes que sufren dolores de espalda.

Las corrientes no comportan riesgos ni producen efectos secundarios, sólo originan un ligero hormigueo o provocan temblores musculares de origen nervioso. Para el tratamiento se aplican electrodos de forma que la corriente recorra el área que ha de tratarse.

También es electroterapia la electroestimulación permanente del corazón mediante la utilización de un marcapasos. Se trata de una demostración de que la electroterapia en estos casos no acarrea ningún tipo de riesgo.

Psicoterapia e hipnosis médica

Frente al dolor y a las limitaciones de la movilidad, cada persona actúa de un modo diferente; unos lo llevan mejor, y otros lo llevan peor. Además de los tratamientos relacionados con la dolencia principal, las medidas psicoterapéuticas son recomendables para los casos en que el dolor y sus consecuencias, como la jubilación anticipada, los conflictos familiares, los fracasos o las dimisiones, caen pesadamente sobre el psiquismo de un modo permanente.

No existe una receta patentada de la «mejor psicoterapia» para todo el mundo. En primer lugar, tratándose de colaborar psíquicamente en los estados patológicos crónicos, es muy importante informar al médico y preguntarle por las medidas más adecuadas para su caso. A continuación, el paciente debe interrogarse a sí mismo por el método de su preferencia. Generalmente, suele ser muy válido el consejo de quien comparte la vida del paciente, pues las apreciaciones propias pueden estar influidas por las dolencias físicas y psíquicas. La hipnosis médica ligera puede resultar muy conveniente en las alteraciones psíquicas recientes, no consolidadas a lo largo de los años, debidas a dolencias físicas. A través de la hipnosis ligera, el paciente se traslada a una situación de trance que se encuentra entre la vigilia y el sueño. El hecho de estar más o menos dormido no tiene ninguna importancia, pues las palabras sugeridas por el médico especialista en psicoterapia penetran en el subconsciente y se alojan allí si el paciente escucha conscientemente cada una de ellas. Ningún paciente se encuentra a merced del terapeuta hipnotizador; en el transcurso de la terapia, cada paciente puede hacer frente a las sugestiones que le contrarían.

En el tratamiento psicoterapéutico se impone el principio de los pequeños avances.

Los terapeutas modernos rechazan la práctica de la hipnosis profunda que se solía practicar antes, pues resulta bastante fatigante para el paciente, a quien en muchos casos precipita en una profunda sima.

También en las medidas psicoterapéuticas se impone el principio de los pequeños avances terapéuticos. De acuerdo con el mismo, se empieza aplicando el medio más sencillo, más suave y menos estresante para el paciente, que según la experiencia médica puede dar buenos resultados. La misma enfermedad, su nivel de gravedad y diversos factores relacionados con la personalidad del paciente determinan el nivel en que deben darse los posibles pasos.

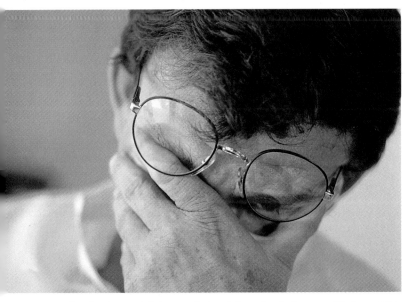

Acuda al especialista cuando los dolores le planteen problemas serios.

¿Dónde acudir en socorro de la psique?

- **Terapia estacionaria.** Las clínicas especializadas en el tratamiento del dolor y del reumatismo y las clínicas psicosomáticas ofrecen procedimientos relacionados con la terapéutica del comportamiento, con la finalidad de aceptar la vida en sus límites y de conformarla activamente, de reforzar el sentimiento de autoestima y de dominar diversas estrategias para controlar el dolor.
- **Cursos.** Los centros de estudios superiores, los balnearios (informaciones en la dirección de los centros) y los psicoterapeutas (guías telefónicas, anuncios en los periódicos) organizan cursos en grupos para el aprendizaje del entrenamiento autógeno.
- **Psicoterapeutas.** Los psicoterapeutas desarrollan, en el propio lugar de residencia, cursos en grupo de procedimientos relacionados con la terapéutica del comportamiento. ¡Atención!: los métodos psicoanalíticos tratan de esclarecer y de dominar los posibles conflictos inconscientes. Un psicoanálisis puede durar de uno a cuatro años y, en la mayor parte de los casos, no es el mejor camino para hacer frente a los dolores de espalda, a las dolencias reumáticas ni a otras enfermedades crónicas.
- **Hipnosis médica.** Este moderno método lo practican médicos con formación psicoterapéutica adicional. Permite superar, en un tiempo relativamente corto, las angustias y los estados de ánimo depresivos que se presentan como consecuencia de las dolencias físicas permanentes.

Medicamentos, operaciones

Las tensiones musculares son las causas más frecuentes de los dolores de espalda. Casi siempre se forman directamente por sobrecarga en una posición, unilateral o incorrecta, mantenida durante un tiempo prolongado.

Indirectamente, las tensiones musculares pueden deberse a desgaste de las articulaciones vertebrales o de los discos inter-vertebrales. Pueden presentarse súbitamente o formarse poco a poco. Si los dolores no son excesivos ni alarmantes, los pacientes recurren generalmente a un calmante del botiquín doméstico. Nada que objetar en principio desde el punto de vista médico, pero no obstante, hay que adoptar una serie de medidas de precaución:

• Emplee analgésicos suaves, que no exijan obligatoriamente receta. Al elegir los medicamentos no deben tenerse en cuenta los nombres comerciales, sino los contenidos, que son independientes de los nombres de los productos farmacéuticos y que, a diferencia de éstos, siempre suenan igual. Las sustancias integrantes de los medicamentos de este grupo son, entre otras, el ácido Acetilsalicílico, el Diclofenaco sódico, el Ibuprofeno o el Paracetamol.

- Nunca tome al día más comprimidos de los señalados como dosis máxima en el prospecto informativo.
- Si toma alguna otra medicación, compruebe que no existen interacciones entre los medicamentos que va a tomar.
- El segundo día tome un baño caliente en lugar de los primeros comprimidos o intente aliviar los dolores con paños calientes o con una lámpara de luz infrarroja.
- No tome analgésicos más de una semana sin consultarlo previamente con su médico.
- Prescinda de los medicamentos en cuanto note efectos secundarios como sangre en las heces, molestias gástricas, malestar general o gran cansancio.
- Suprima la medicación si los dolores continúan.
- Mientras se toman los medicamentos no se debe conducir, pues disminuyen la capacidad de reacción. Por desgracia, esto sólo se advierte cuando la situación es crítica.
- Sólo deben tomarse calmantes cuando exista un dolor marcadamente fuerte. La anestesia permanente puede hacer que el médico tarde más tiempo en establecer un diagnóstico fiel de una enfermedad grave.
- No olvide que algunos analgésicos tomados durante tiempo prolongado pueden producir un efecto de habituación y rebajar los niveles para pasar a otros remedios más fuertes.
- También pueden dar buenos resultados las fricciones realizadas con medicamentos en los que no es obligatoria la receta médica; en cualquier caso, son preferibles estas medidas a la toma indiscriminada de comprimidos.

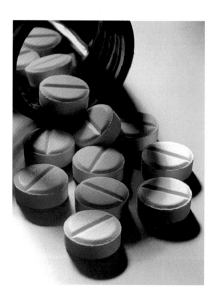

Para aliviar los dolores de espalda deben utilizarse medicamentos suaves, que no precisen receta médica, y se tomarán siempre en las dosis establecidas.

Prescripciones médicas

En ocasiones, se acusa a los médicos de precipitarse en la prescripción a sus pacientes de medicamentos fuertes. Por otra parte, a todos los fabricantes de productos farmacéuticos se les reprocha que no toman en demasiada consideración los efectos secundarios graves que pueden provocar los mismos.

Tratándose de medicamentos, se impone el principio de empezar con las terapias más suaves.

Según esto, la industria farmacéutica y los médicos se habrían unido en una terrible alianza para lograr que los pacientes dependan de los medicamentos cada vez más, para obligarlos a que busquen ansiosamente la solución a sus males únicamente en los medicamentos recetados y para provocar nuevas enfermedades.

Esta idea es un juicio de valor tremendamente erróneo, parcial, ligero e irresponsable. No desarrolla la capacidad crítica de los pacientes, sino que los conduce a una situación llena de inseguridad y a que tiendan a desentenderse de las medidas terapéuticas necesarias. Como consecuencia de todo esto: la enfermedad no desaparece, incluso se agrava.

La realidad es que constantemente se mejoran los medicamentos que puedan crear posibles efectos secundarios y así reducir al mínimo los efectos no deseados, teniendo siempre en cuenta el estado de la investigación y de la experiencia.

Por otra parte, en la terapia medicamentosa los médicos se rigen por el principio de los pequeños avances terapéuticos; comienzan con tratamientos globales o conservadores y aplican medicamentos con pocos efectos secundarios.

No obstante, el paciente que tenga un espíritu crítico debería cambiar de médico si éste no le da la suficiente confianza. Debería manifestar a su médico especialista que, en cualquier caso, preferiría empezar con la terapia que resulte más suave de todas las que impliquen una posibilidad de curación o de mejoría, incluso cuando la terapia más suave represente un período de tratamiento más prolongado.

Después, el paciente debe secundar rigurosamente las medidas convenidas, pues el rechazo secreto de los medicamentos y del tratamiento no sólo compromete los buenos resultados, sino que induce al médico a llegar a conclusiones equivocadas sobre la naturaleza y la gravedad de la enfermedad.

Analgésicos y antiinflamatorios no esteroideos

Para los dolores de espalda y para las dolencias reumáticas, el médico suele prescribir en primera instancia medicamentos no esteroideos, así llamados por no contener esteroides, es decir, preparados de cortisona. Los medicamentos no esteroideos tienen efectos analgésicos antiinflamatorios y antipiréticos. El representante más destacado de este grupo es el Ácido acetil-salicílico (*Aspirina*).

Los diversos preparados se distinguen entre sí por sus tiempos de permanencia en el cuerpo. En algunos, a las dos horas se ha eliminado ya la mitad de los agentes activos, mientras que en otros han de pasar 12, 36 y hasta 50 horas.

En los productos de efectos prolongados, existe el peligro de que los principios activos se acumulen en el cuerpo y de este modo se refuercen los efectos secundarios. De ahí que, en principio, tratándose de personas mayores y de pacientes con la función hepática o renal debilitada, se aconseje la utilización de los medicamentos de vida corta.

Los efectos secundarios que pueden producir los medicamentos no esteroideos son: trastornos gastrointestinales y, en algunos pacientes sensibles, incluso pueden producir hemorragias gástricas. A veces aparecen reacciones alérgicas y, en casos graves, hasta problemas respiratorios con síntomas de asfixia. También pueden registrarse vértigos, dolores de cabeza, cansancio y trastornos en la audición y de la visión. Reduciendo la dosis, los efectos secundarios desaparecen.

Los pacientes con enfermedades hepáticas o renales o aquellos que presenten úlceras gástricas, así como las mujeres embarazadas, no deberían tomar estos medicamentos sin la correspondiente prescripción facultativa.

El consumo de alcohol y la toma simultánea de otros medicamentos pueden determinar que se contrapongan los efectos positivos y los efectos secundarios. De ahí la importancia de indicar al médico los otros medicamentos que ya se están tomando o que han sido prescritos por otro médico.

INYECCIONES PARA LOS CASOS AGUDOS

- Las dolencias especialmente agudas o muy locales se tratan con una terapia local a base de cremas, pomadas y otras presentaciones tópicas (los medicamentos se aplican en la zona dolorida), antes de aplicarse una terapia prolongada con analgésicos.
- Las inyecciones de anestésicos locales, aplicadas solas o con pequeñas cantidades de cortisona en la zona afectada, carecen prácticamente de efectos secundarios y, en general, alivian rápidamente las dolencias.
- Los temidos efectos secundarios aparecen únicamente en los tratamientos con cortisona de larga duración. Como las inyecciones de cortisona combinadas con un anestésico local, deben aplicarse sólo después de unos intentos «más suaves».

Medicamentos con cortisona

Los preparados de cortisona son medicamentos obtenidos por procedimientos químicos. De modo natural, los glucocorticoides (del latín *cortex* → corteza) se forman en la corteza adrenal y su representante más destacado es la Cortisona. Son necesarios, tras no haber dado resultado otros medicamentos o en combinación con éstos, cuando persisten los dolores reumático-inflamatorios o cuando se presentan estados dolorosos graves debidos a una compresión de las raíces nerviosas o de la médula espinal.

Las embarazadas y los enfermos de estómago, hígado y riñón sólo podrán tomar analgésicos por prescripción facultativa.

En las dolencias provocadas por el desgaste de las articulaciones vertebrales o de los discos intervertebrales, la cortisona sólo suele administrarse en forma de inyecciones

La cortisona ha sido injustamente satanizada; bien utilizada alivia rápidamente el dolor y reduce la inflamación, pero tras unas pocas tomas con dosis progresivamente menores debe dejar de tomarse, es el método de la «deshabituación». Una aplicación de corta duración evita los efectos secundarios tan temidos en un tratamiento prolongado.

Un tratamiento prolongado con cortisona puede dar lugar a aumento de peso, acné, hipertensión arterial, diabetes, osteoporosis y debilitamiento del sistema inmunológico. De ahí que dicho tratamiento quede totalmente excluido cuando puede obtenerse una mejoría con otros métodos. Sin embargo, en determinadas enfermedades, como en ciertas patologías reumáticas, en el asma o en alergias graves, no se puede renunciar a la cortisona. Entonces, los efectos secundarios se consideran un «mal menor».

Con hipertensión arterial, diabetes, úlceras gástricas, osteoporosis o dolores no diagnosticados con precisión, debe excluirse la utilización de preparados de cortisona.

Analgésicos fuertes

La utilización de analgésicos fuertes, como los opiáceos, sólo está justificada cuando no pueden aliviarse los dolores agudos con los procedimientos antes señalados. Estos analgésicos, designados con el nombre de *Narcóticos*, actúan centralmente, es decir, influyen en el cerebro. Los narcóticos están sometidos a la ley relativa a los estupefacientes, pues implican el peligro de crear dependencia. La toma incontrolada de los mismos puede llegar a crear una fuerte adicción.

Sólo cuando los otros medicamentos resultan insuficientes y tratándose de dolores agudos, pueden suministrarse narcóticos durante un breve espacio de tiempo, por ejemplo durante los días previos a la intervención quirúrgica. El uso de este tipo

Cuerpo y salud

El dolor de espalda

de medicamentos debería reservarse para los estados de dolor intenso, como pueda ser una ciática de grandes proporciones, los dolores postoperatorios u otros dolores que sean insuperables utilizando otros procedimientos, como aquellos que se presentan en las patologías tumorales. Sin embargo, en ningún caso deberían tomarse estos analgésicos antes de haberse aclarado médicamente las causas, a fin de que la enfermedad no termine enmascarándose de una manera peligrosa.

La toma incontrolada de estupefacientes puede llegar a crear en el paciente una fuerte adicción.

Tomados durante un período prolongado, estos medicamentos pierden eficacia como consecuencia de la habituación.

Miorrelajantes

Algunos medicamentos, conocidos sobre todo como calmantes musculares, pueden utilizarse en los dolores de espalda para relajar los músculos.

Ahora bien, esto sólo puede admitirse cuando previamente el médico haya diagnosticado que la causa de los dolores son en realidad las tensiones musculares o que, como sucede en el prolapso discal, debe reducirse la tensión muscular.

Los preparados miorrelajantes del grupo de los calmantes, como el Diazepán o el Tetrazepán, actúan sobre el sistema nervioso central y tomados durante 4 o 6 semanas producen un efecto de habituación que induce a muchos pacientes a elevarse la dosis por su propia iniciativa.

Intervenciones quirúrgicas en la columna vertebral

En la mayor parte de los casos, los dolores de espalda se pueden tratar empleando diversos métodos conservadores, es decir, sin tener que operar.

Si, a pesar de la utilización de las terapias intensivas, no se consigue eliminar totalmente las dolencias o existen enfermedades de la columna vertebral que originan graves problemas de salud, es preciso recurrir a la intervención quirúrgica.

Operaciones en las enfermedades de disco

Todavía la medicina no está en condiciones de hacer que un disco intervertebral enfermo recupere su estado anterior de operatividad. Por este motivo, no se debe aplicar toda la terapia posible, sino que se debe aplicar poco a poco sólo la terapia necesaria en cada momento.

Las intervenciones quirúrgicas son el último recurso de curación cuando los métodos conservadores no han dado resultado.

Además, hay que conceder un amplio margen a la prevención. Esta estrategia terapéutica se designa con el nombre de «Terapia de los pequeños avances terapéuticos». De acuerdo con la misma, sólo debería intervenirse quirúrgicamente una mínima parte de las enfermedades de disco.

- En los casos de parálisis de brazos y piernas, en las cistoplejías, etc. la operación debe ser inmediata para evitar secuelas permanentes. En estos casos, se trata de situaciones de emergencia médica.

- En el caso de dolores fuertes y persistentes o de un agravamiento de los mismos, la operación de disco puede ser necesaria cuando no se logra ninguna mejoría ni con el reposo absoluto, ni con los medicamentos, ni con las inyecciones, ni con medidas locales como la aplicación de calor.

- Puede ser necesaria la intervención quirúrgica cuando, a pesar de los constantes tratamientos conservadores, un prolapso discal causa dolores cada cierto tiempo.

Aun con estas restricciones, las operaciones de disco son las intervenciones más frecuentes en la columna vertebral.

Operaciones en las vértebras

La operación de vértebras está indicada en el caso de las vértebras deslizantes, en la estenosis del canal vertebral, y en estados subsiguientes a diversas operaciones de disco, en tumores, en deformaciones fuertes de la columna vertebral, en fracturas fragmentadas y en algunas otras enfermedades, poco frecuentes, de la columna vertebral.

Cuerpo y salud

El dolor de espalda

ANTES DE LA OPERACIÓN

• Tratándose de un caso urgente con fenómenos de parálisis, el paciente no debe permitirse ninguna pérdida de tiempo. Solicite el traslado inmediato a una clínica especializada o al departamento específico de un gran hospital.

• Cuando el especialista ortopédico propone la intervención quirúrgica en los dolores de espalda sin que se haya presentado una parálisis, el paciente únicamente deberá dar su consentimiento en el caso de que haya fracasado el tratamiento ambulatorio y conservador con diversos comprimidos, inyecciones, masajes, baños o aguas termales.

• ¿Es totalmente seguro el diagnóstico? ¿Se ha comprobado tomográficamente dónde se encuentra exactamente el fallo? ¿Está alterado solamente el disco afectado o pueden existir además otras alteraciones?

• Si el paciente no acaba de convencerse de la conveniencia de la operación tiene derecho a solicitar un segundo dictamen médico para que se confirme el resultado.

• Consulte al médico sobre la posibilidad de efectuar una operación mínimamente agresiva. Solicite una explicación de los motivos que impiden la realización de una operación de agresividad mínima.

Técnicas quirúrgicas en las lesiones de disco

En su forma actual, la cirugía de la columna vertebral es una disciplina relativamente reciente. A partir de los años sesenta se han desarrollado diversas técnicas; algunas de las cuales han sido desechadas, pero otras han evolucionado.

El microscopio quirúrgico, el desarrollo de instrumentos muy pequeños y precisos y la utilización del láser en las operaciones han dado lugar a nuevos métodos de cirugía para las operaciones de disco. Actualmente, existen las denominadas «técnicas abiertas» y «técnicas cerradas».

En la **Técnica abierta** se pone al descubierto, bajo anestesia general, la columna vertebral a través de un corte más o menos grande. A continuación, se apartan las uniones ligamentosas y, ocasionalmente, también partes del arco vertebral, para disponer de una «ventana» suficientemente amplia a través de la cual se pueda reducir el prolapso de disco.

- Se practica en la piel un corte de hasta diez centímetros cuando no se dispone de instrumentos de aumento óptico (técnica quirúrgica macroscópica).
- Cuando, utilizando el microscopio quirúrgico desarrollado en 1975, se aplica una técnica quirúrgica microscópica, se realiza en la piel un corte de 1,5-2 cm. Frente a lo que sucede con la técnica macroscópica, en este caso, las agresiones a los músculos, a los ligamentos y a las vértebras son mucho más pequeñas.

Ambas técnicas tienen la ventaja de que con ellas pueden abordarse, sin excepción, todas las formas de alteraciones de los discos intervertebrales.

No obstante, siguen existiendo riesgos considerables que pueden llegar a crear problemas a medio y largo plazo. La falta de estabilidad, la cicatrización, la artrosis de las articulaciones vertebrales o las calcificaciones con estenosis del canal vertebral determinan con el tiempo, en un alto porcentaje de todos los pacientes operados, la aparición de dolores que pueden convertirse en crónicos.

En las **Técnicas cerradas**, o **técnicas mínimamente agresivas** o **percutáneas**, se puede llegar al disco intervertebral desde un lado de la espalda con minúsculas cánulas que se introducen en el área de la operación a través de un pequeño corte en la piel. Las cánulas se sitúan exactamente en su posición utilizando un control radiológico. Puede observarse el proceso mediante una cámara de vídeo y transmitir las imágenes por medio de fibra óptica.

La intervención quirúrgica se impone cuando no ha dado resultado el tratamiento conservador de las dolencias o se corre el peligro de secuelas graves.

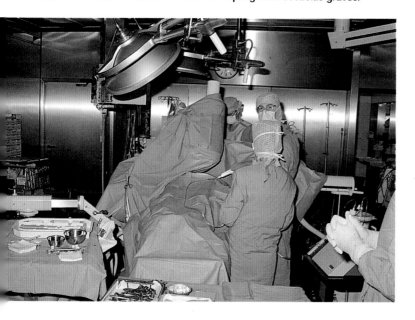

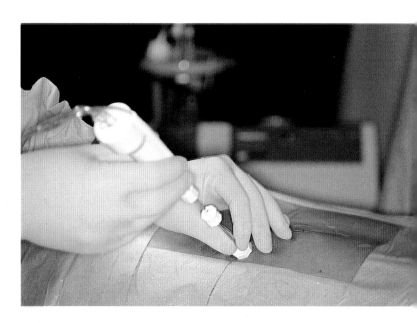

Las técnicas mínimamente agresivas han supuesto un gran avance en las operaciones de columna, al reducir los períodos postoperatorios y facilitar la recuperación de los pacientes.

Técnicas quirúrgicas mínimamente agresivas

Disolución química del disco intervertebral. En 1963 se utilizó por primera vez una enzima de la papaya, la *Quimopapaína*, para destruir el núcleo del disco dañado y así excluir la posibilidad del prolapso discal. El líquido enzimático se inyecta en el lugar concreto mediante una aguja larga. Inicialmente, se depositaron grandes esperanzas en esta técnica.

Pronto se comprobó, sin embargo, que existía el peligro de complicaciones graves; la sustancia era extraña y podría provocar reacciones alérgicas de choque; se dieron incluso casos de fallecimiento. La sustancia puede pasar al canal de la médula espinal a través de minúsculas grietas existentes en el anillo del disco intervertebral y originar cicatrizaciones o aglutinaciones que pueden comprimir los nervios. Una vez inyectada la sustancia, no se puede controlar la reacción. En la actualidad, esta técnica está prácticamente desechada o sólo se aplica en pequeña escala combinada con la técnica de la succión.

Extirpación mecánica. El material del disco intervertebral se extirpa con unas minúsculas pinzas a través de una sonda de 5 mm de diámetro. Está todavía más extendido el método del alto vacío, en el que únicamente se introducen sondas de 2-2,5 mm de diámetro. El material del disco intervertebral se absorbe mediante una bomba de vacío y, de esta forma, se reduce la presión en el disco y sobre la raíz de los nervios.

El paciente experimenta un alivio del dolor en el mismo momento de la intervención quirúrgica. Frente a la disolución química, este proceso es perfectamente controlable y puede interrumpirse en cualquier momento.

Láser. Los avances de la técnica permiten desde hace algunos años la utilización del láser en las operaciones de disco. Para introducir el aparato se requieren unas sondas de 1,5-2 mm de **Las operaciones con láser han supuesto un gran avance en las operaciones de columna.** diámetro. Los láser son haces de rayos de luz de alta energía que evaporan el material extirpable o aglutinan los tejidos. Según las características físicas, los rayos láser producen diversos efectos en los distintos tejidos del cuerpo sobre los que se aplican, como se refleja, entre otras cosas, por la profundidad que alcanzan en cada uno de los tejidos.

Inicialmente se aplicó el *Láser de Neodimio-Yag*, el cual tenía una fuerte capacidad de penetración en el tejido y podía provocar alteraciones en los tejidos en una profundidad de 5 a 10 mm, lo cual era excesivo para el imprescindible trabajo de precisión que debe desarrollarse en la proximidad inmediata de los nervios e implicaba el peligro de lesiones en los nervios y en la médula espinal.

Desde 1990 se dispone de un láser con un campo de acción de menos de 1 mm. El *láser de Holmio-Yag* garantiza un control preciso y una protección total de los tejidos contiguos, de manera que puede utilizarse en la proximidad inmediata de los nervios y de la médula espinal. El cirujano puede manejar el aparato observando a través de una pantalla y así sólo se extirpa la parte deteriorada. Los nuevos descubrimientos permiten desplazar y mover el láser bajo control de vídeo, hasta el punto de que es posible también la intervención en el conducto vertebral. Se habla entonces de *Endoscopia del canal espinal*.

Ventajas y desventajas de las técnicas mínimamente agresivas

Las ventajas de las técnicas mínimamente agresivas radican, sobre todo, en que se evitan, en gran medida, las lesiones que se producían en los tejidos contiguos y, por tanto, se evita la degeneración acelerada de los segmentos vertebrales que presentan los primeros síntomas de deterioro. Además, como consecuencia del acceso lateral al disco intervertebral, no se forma ninguna cicatrización en el canal espinal.

Las intervenciones pueden practicarse en principio con anestesia local; desaparecen los riesgos vinculados a la anestesia general. El mismo día de la operación (a lo sumo, al día siguiente), el paciente puede levantarse, andar, practicar la gimnasia terapéutica, recibir masajes y someterse a baños medicinales. La estancia en la clínica se limita a tres o cinco días. A los pocos días pueden volver a realizarse casi todas las actividades habituales en la vida diaria.

Al llegar aquí, debe insistirse una vez más en que, a pesar de todas estas técnicas quirúrgicas tan desarrolladas, no es posible la recuperación completa del disco intervertebral. De ahí que, para tratar de evitar la recaída, sea imprescindible un comportamiento preventivo.

A pesar de todas las nuevas técnicas operatorias, la recuperación total de los discos intervertebrales no es posible todavía.

La principal desventaja de las técnicas mínimamente agresivas está en sus posibilidades de aplicación, todavía muy limitadas. Así, a las hernias de disco con tejido desprendido, es decir, las *Hernias secuestradas*, y a las *Hernias antiguas* con tejidos calcificados sólo puede accederse, con técnicas de agresividad mínima, a través de la endoscopia del canal espinal y de la utilización del láser de Holmio-Yag.

Tratándose de hernias tan complejas, en la mayoría de las clínicas se siguen aplicando técnicas quirúrgicas abiertas.

El caso especial de las cervicales

La operación de disco en la columna cervical, menos frecuente que en la columna lumbar, es especialmente compleja. Como los resultados de los procedimientos percutáneos son muy desfavorables, generalmente se practica una intervención quirúrgica abierta con anestesia general. La incisión se hace en

TERAPIA DE LOS PEQUEÑOS AVANCES TERAPÉUTICOS

En la concepción terapéutica global del tratamiento del disco intervertebral debe incluirse la Terapia de los pequeños avances terapéuticos, por tanto también en el marco de las posibilidades quirúrgicas, pues ningún tratamiento logra una reparación total del disco. Siempre queda una lesión residual que puede llegar a plantear más o menos problemas en el futuro.

Como las técnicas de agresividad mínima prácticamente no producen efectos secundarios, deben aplicarse en la primera fase, independientemente de los casos urgentes de parálisis rectal. Únicamente si falla la primera fase se pasaría a la segunda.

• Fase 1: terapia conservadora
• Fase 2: técnicas quirúrgicas mínimas
• Fase 3: técnicas quirúrgicas abiertas
• Fase 4: técnicas quirúrgicas de estabilización

el cuello. En general estas operaciones dan buenos resultados sólo cuando, al retirar el material del disco intervertebral, las dos vértebras situadas encima y debajo del disco se unen entre sí. Este procedimiento recibe el nombre de *Fusión*.

La unión de dos vértebras cervicales con cemento óseo produce más bien efectos desfavorables, pues el tejido óseo nunca termina uniéndose perfectamente con el cemento. Es preferible utilizar huesos de la propia cresta ilíaca, que se sueldan firmemente. Para la fijación se utilizan también injertos metálicos.

Las operaciones de las partes óseas de la columna no son muy frecuentes.

El injerto mejor y más moderno que se utiliza hoy en día es el *Carbon-cage*, una pequeña jaula de fibra de carbono, que es totalmente compatible y que tiene la capacidad inmediata para soportar cargas mecánicas, pues el carbono y el hueso se llegan a soldar de un modo permanente.

El cuello y la cabeza ya pueden moverse inmediatamente sin ninguna articulación rígida.

Operaciones en vértebras

Las operaciones en las partes óseas de la columna vertebral no son tan frecuentes como las intervenciones en los discos intervertebrales. Son obligadas en los casos de:

- Inestabilidad de alto grado producida por fracturas de los cuerpos vertebrales debidas a accidentes, por tumores, por vértebras deslizantes o por espondilitis.

- Deformaciones graves como la escoliosis, la cifosis o la Enfermedad de Bechterev.

- Alteraciones degenerativas graves con calcificaciones u osificaciones extremas, astillamientos y estenosis del canal espinal y de los orificios de salida de los nervios, y también en la situación subsiguiente a diversas operaciones de disco fallidas.

Las operaciones de vértebras se practican con técnicas abiertas y bajo anestesia general. La inestabilidad y las deformaciones graves se corrigen también por «fusión» y por implantación de dispositivos de sujeción. Entonces se unen sólidamente entre sí dos vértebras y se elimina el disco intervertebral. Las vértebras fusionadas se sueldan firmemente en el espacio de unos pocos meses. La movilidad global de la columna vertebral apenas si se resiente por la anquilosis de un solo segmento locomotor. La anquilosis de varios segmentos, que puede ser inevitable en las deformaciones más graves o en las fracturas múltiples, impide la movilidad normal en la sección afectada, pero hace posibles tanto la postura erguida como la estabilidad y la reducción de las molestias. De todos modos, la movilidad global sigue siendo más que suficiente, pues las áreas no fusionadas compensan perfectamente la pérdida de movimiento que se produce.

Mediante una operación de fusión se unen entre sí dos vértebras.

En este contexto, el concepto frecuentemente utilizado de «operación anquilosante» es ambiguo, pues la anquilosis no se refiere a la movilidad global del paciente, sino únicamente a la movilidad del área afectada.

Sorprendentemente, tras la intervención los pacientes presentan mayor movilidad, pues tienen menos dolores. De ahí la necesidad de evitar un concepto tan ambiguo y de hablar de una «operación de fusión».

Operaciones de fusión

Este tipo de intervención quirúrgica en la columna vertebral es siempre una operación de gran envergadura. La naturaleza y el alcance de la intervención determinan el mejor medio de acceder a la columna vertebral.

A primera vista, parece evidente que en las operaciones de la columna vertebral se ha de acceder hasta las vértebras desde la espalda.

Ahora bien, como las operaciones de fusión han de efectuarse generalmente «a la redonda» y los centros deteriorados deben trabajarse no sólo por atrás, sino también desde los lados y de frente, el actuar exclusivamente desde una abertura en la espalda implica pérdida de tiempo y mayor peligro. Las desventajas de operar sólo desde la espalda son unos resultados claramente desfavorables a largo plazo.

Tratándose de fusiones, los mejores resultados son los que se obtienen con operaciones combinadas. El paciente es operado primero por detrás y luego por delante, o viceversa. Se habla entonces de una «fusión de 360 grados», que se efectúa con anestesia. Como la mayoría de los pacientes cuenta las intervenciones por el número de anestesias, en este caso se trata de una sola operación.

Las operaciones de fusión practicadas exclusivamente por la parte frontal sólo dan buenos resultados cuando las partes posteriores de las vértebras, es decir las articulaciones y las uniones ligamentosas, no presentan problemas, pero esto es algo que antes de la operación habrá de comprobarse tomográficamente. En tal caso se puede ahorrar al paciente el estrés que representa la «fusión de 360 grados».

Entre las operaciones de fusión practicadas existe una nueva técnica más depurada. Los instrumentos se introducen en el cuerpo por unas pequeñas aberturas de sólo 1-2 cm de diá-

• ¿Existe alguna posibilidad de eliminar el dolor y de mejorar la movilidad sin que sea necesario realizar cualquier tipo de intervención quirúrgica?

• ¿Qué riesgos existen de que mi estado empeore si no me someto a una operación?

• ¿Qué posibilidades tengo de que los dolores desaparezcan de una manera total tras haberse realizado la operación?

• ¿Qué peligro existe de que durante o tras la operación surjan complicaciones que todavía agraven más mi estado?

• ¿Existe alguna otra clínica en la que se apliquen técnicas nuevas, y que resulten menos agresivas?

• ¿Cuánto tiempo tendré que permanecer en el hospital después de operarme?

• ¿En qué consistirá el tratamiento postoperatorio? (Lecho de yeso, corsé, collarín, gimnasia terapéutica)

metro. El cirujano obtiene la visión a través de una sonda provista de una cámara. Las imágenes se reflejan en una pantalla; este método se denomina «fusión laparoscópicamente controlada» y significa un gran avance en el campo de las técnicas de agresividad mínima.

Valoración de las técnicas quirúrgicas

Los afectados por dolores de espalda a los que el especialista aconseja operarse desean un método que implique el menor riesgo y las mayores probabilidades de resultados positivos.

Evidentemente, el enfermo no puede decidir por sí mismo sobre la técnica más adecuada en su caso. No obstante, deberá hablar con su médico de confianza sobre las medidas que se le presentan y conocer previamente los objetivos y las perspectivas de éxito.

Al final es el paciente quien decide si la intervención le «merece la pena». Un objetivo perfectamente alcanzable de la intervención quirúrgica es la reducción de las limitaciones de movimiento existentes antes de la misma.

En general, cabe decir que están anticuadas las operaciones de disco abiertas, no controladas a través del microscopio, con cortes de hasta 10 cm de longitud y con anestesia general. La columna cervical constituye esta vez un caso especial. Tratándose de operaciones en los cuerpos vertebrales con y sin fusión, se anuncian próximas novedades de gran alcance.

Cada intervención en la columna vertebral «sólo» logra una curación por defecto, que aspira a suprimir el dolor y a mejorar las limitaciones en los movimientos o deformaciones.

Los pacientes que se enfrentan a una operación de esta naturaleza y no se encuentran en una situación de urgencia absoluta harán bien en solicitar, antes de dar su consentimiento, el dictamen de otro médico en una clínica especializada cuando no acaban de estar seguros de que se les ofrece la operación menos gravosa y con mayores expectativas de éxito.

Cuerpo y salud

El dolor de espalda

Ejercicios para tener una espalda sana

Una persona sana, que no ha sufrido de un modo permanente dolores de espalda fuertes o inexplicables, con un comportamiento adecuado y con un poco de suerte puede mantenerse sin molestias durante toda su vida. La degeneración de la columna vertebral condicionada por la edad no tiene por qué originar molestias ni importunar los últimos años.

Para lograr este objetivo no es preciso estar cuidándose constantemente ni sentirse angustiado por unas agujetas sin mayor importancia. El organismo tolera «pecadillos» ocasionales contra las propia salud cuando los mismos son expresión de la alegría de vivir. Quien en pleno ataque de euforia tenga la sensación de que puede «levantar piedras» y no tome, en este caso, las debidas precauciones, no tendrá por qué padecer daños permanentes.

Para conservar una espalda sana las personas deben estar sanas física, espiritual, neurológica y psíquicamente. Este envidiable estado se alcanza sobre todo a través de las actividades corporales, por las «medidas compensatorias del trabajo unilateral» y por una actitud vital positiva que, por lo demás, también puede desarrollarse adecuadamente. Por «trabajo unilateral» se entiende una tarea pesada de realizar y molesta. Quien lleve una maleta en su mano derecha, en algún momento la cambiará, sin más, a la mano izquierda, este cambio se realiza de una manera automática cuando empieza a pesar demasiado para llevarla siempre en la misma mano. En este caso, desempeña un papel importante el hecho de que llevar maletas no es una actividad habitual. En las posturas profesionales nos pasamos años enteros, muchas horas al día, colocados de una manera incorrecta o bien utilizamos una sola mano, trabajando unilateralmente en el mismo sentido sin buscar la compensación en el otro lado. Ésta es una de las causas más frecuentes del origen de los dolores de espalda, de las tensiones y deformaciones de la columna vertebral y de los desgastes de los discos intervertebrales.

Una actividad física regular es un buen método para evitar futuros problemas en la espalda.

La compensación puede lograrse de muchas maneras, pero siempre sólo a través de la actividad corporal. Pintores, trabajadores en cadena, agricultores, cajeras, procesadores de datos, representantes, artistas, políticos, amas de casa, madres, estudiantes: todos necesitan una compensación física ante la actividad que realizan. Lo mismo cabe decir de los individuos permanentemente estresados. La tensión espiritual, nerviosa y psíquica sólo puede descargarse mediante la actividad física. Sólo después de realizar una actividad física agotadora resulta reparador el descanso en el sofá.

El éxito está en la constancia

La actividad física ocasional, por ejemplo la realizada en períodos de vacaciones, no sirve de nada e incluso puede resultar perjudicial para los no entrenados. Andar en bicicleta, nadar, caminar, bailar o hacer gimnasia en el club sólo una vez por semana son actividades que no producen el mismo efecto que un entrenamiento constante, capaz de compensar las posturas defectuosas o la falta de movimiento, originadas por una semana de trabajo, o de mantener en buen estado el complejo aparato de la columna vertebral con sus segmentos locomotores, sus ligamentos, músculos y nervios.

Lo mejor sería practicar cada día media hora de algún deporte compensatorio de manera regulada y sin afán competitivo. Pero, ¿qué hacer cuando no hay tiempo, ni afición, ni ocasión, ni estímulos para ello?

Existen cuatro métodos: gimnasia, isometría, yoga y *stretching*, que pueden encajarse de una forma variable en la jornada sin ocasionar inconvenientes de tiempo; por otra parte, pueden resultar divertidos y se puede implicar a un compañero para no realizarlos solo y, de hecho, pueden practicarse casi todos los días.

Es indiferente el método de compensación que se escoja, el que sea uno solo o el que se escojan varios. Lo que importa es que sólo los ejercicios realizados a diario y con asiduidad se incorporan en poco tiempo a nuestra rutina diaria, hasta el punto de que un día sin ellos resulta incompleto.

Deberían, además, incluirse ejercicios tanto para reforzar como para relajar los músculos de la espalda. Tampoco deben olvidarse los músculos abdominales como «contrarios» de los músculos de la espalda. En las páginas siguientes se expone de forma resumida un programa de gimnasia para la espalda.

Gimnasia: ejercicios para la espalda

Los ejercicios gimnásticos para soltar y fortalecer los músculos del cuello, la nuca, la espalda y el abdomen deben realizarse con lentitud. Son suficientes 10-15 minutos cada día, preferiblemente al concluir la jornada laboral y con el estómago vacío. Algunos ejercicios pueden realizarse en horas de trabajo. Los ejercicios 1 al 5 sueltan la parte del cuello y de los hombros, los ejercicios 6 al 8 fortalecen los músculos de la espalda, los ejercicios 9 al 11 son abdominales: los músculos abdominales son los «contrarios» de los músculos dorsales; de ahí su importancia para la columna vertebral.

En el fondo, es imposible hacer nada «incorrecto» siempre que no se realicen ejercicios violentos, se eviten los movimientos bruscos y no se sobrepase una tensión suave. Puede acelerarse algo la tensión y el pulso, pero debe mantener siempre la sensación de bienestar.

Cuerpo y salud

El dolor de espalda

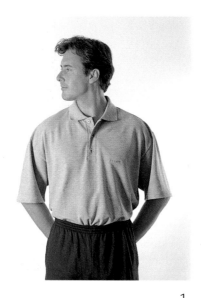

1. Sentado o de pie en actitud relajada. Girar la cabeza lentamente diez veces a derecha e izquierda. Efectuar suavemente a cada lado un giro de 90 grados, incluso con una leve oscilación final.

1

2

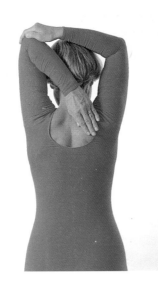

2. Doblar el brazo izquierdo hacia atrás hasta tocar la espalda con la mano. Doblar el brazo derecho por encima de la cabeza y presionar suavemente con la mano el codo izquierdo. Bajar la mano izquierda por la espalda.
Después de cinco veces, cambiar de lado.

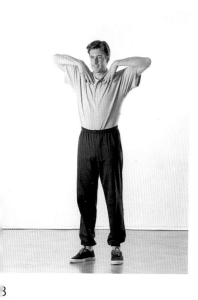

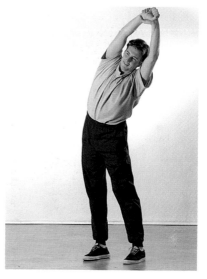

5

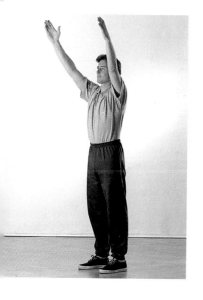

3. Sentado o de pie en actitud relajada. Colocar las puntas de los dedos en la fosa axilar-cervical. Con los brazos doblados a cada lado efectuar con el codo círculos de la máxima amplitud posible, diez veces hacia delante y diez veces hacia atrás.

4. De pie. Extender los brazos por encima de la cabeza y coger con una mano la muñeca del otro brazo. Estirar varias veces los brazos todo lo posible hacia la izquierda, hacia la derecha y hacia atrás.

5. De pie en posición recta. Estirar los brazos horizontalmente a cada lado del cuerpo. Durante un minuto efectuar con los brazos círculos de la máxima amplitud posible. Incrementar con cuidado el ritmo. Después, dejar caer los brazos y «bambolearlos».

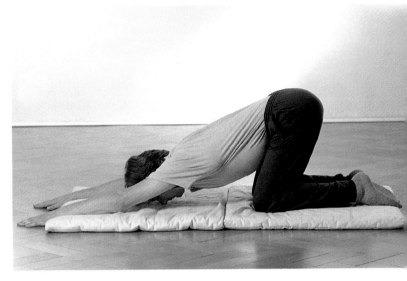

6

6. De rodillas sobre una alfombra o una manta, con las manos en el suelo. Arrastrarse con las manos hacia delante sin deslizar las rodillas y estirar la espalda. Volver al punto de partida. Repetir el ejercicio cinco veces.

7. Encorvar la espalda y a continuación combar la región renal. Repetir este cambio cinco veces.

7

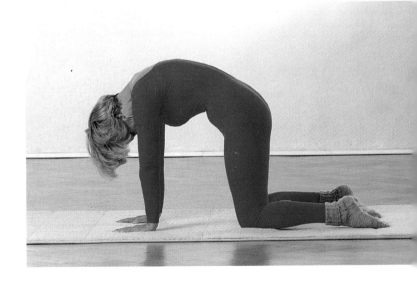

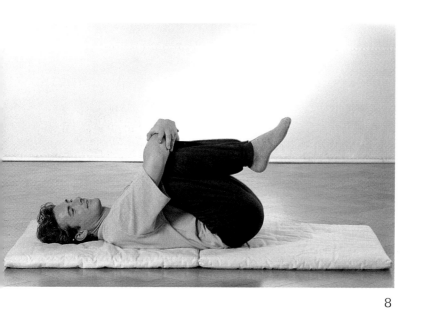

8

8. Posición decúbito supino. Flexionar las rodillas, abrazar fuertemente las piernas y efectuar algunos balanceos de la máxima amplitud posible.

9. Posición decúbito supino con las rodillas flexionadas. Estirar los brazos hacia delante. Desde esta posición, incorporarse hasta tocar las espinillas con las manos. Aguantar un poco y volver a la posición de partida. Repetir el ejercicio cinco veces.

9

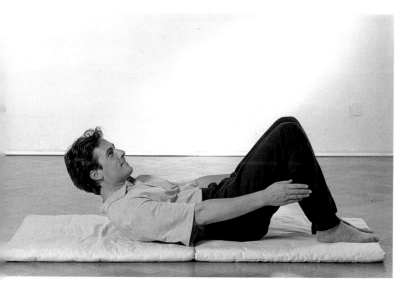

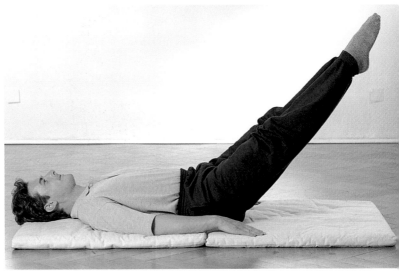

10

10. Posición decúbito supino, brazos extendidos junto al cuerpo, rodillas levantadas hasta el pecho. Estirar las piernas lo más posible. Volver despacio a la posición inicial. Repetir el ejercicio cinco veces.

11. Estirar y levantar las piernas. Trazar en el aire círculos de la máxima amplitud en sentido contrario y lentamente. Tras diez círculos, ponerse de pie y balancear las piernas.

11

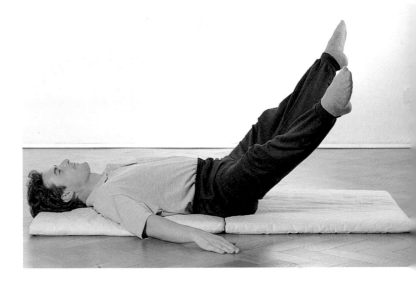

12. De pie, en actitud relajada. Doblar alternativamente la pierna izquierda y la pierna derecha. Levantar la rodilla todo lo que se pueda hacia el pecho. Si no puede mantener el equilibrio, se puede apoyar la espalda en la pared.

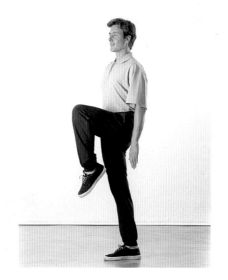

12

13. Doblar la pierna derecha hacia atrás hasta tocar las nalgas con el talón. Coger el talón con la mano izquierda. Respirar y posar de nuevo la pierna en el suelo. Repetir el ejercicio en cada lado hasta diez veces.

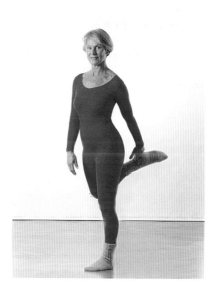

13

Cuerpo y salud

El dolor de espalda

Isometría: imperceptible y eficaz

La isometría es un método depurado de ejercicios relajantes de entretiempo. Se puede practicar en casi todas las situaciones, incluso durante el trabajo o conduciendo el coche. Para los ejercicios no hay que «sacrificar» el tiempo libre ni tampoco es necesario realizar de un tirón toda una tabla de ejercicios. Lo fundamental es realizar varios de ellos en el transcurso del día. Pueden realizarse a cualquier edad y cualquiera que sea el estado de fuerzas, incluso mientras el enfermo permanece tendido en la cama.

La isometría puede realizarse en cualquier sitio sin necesitar ninguna preparación especial.

La isometría por sí sola no sustituye plenamente a las actividades físicas, al deporte o a la gimnasia en el fortalecimiento de los músculos, pero es un método excepcional de compensación y de relajación de los esfuerzos unilaterales realizados de pie o en posición de sentados. Las fotografías indican algunos de los ejercicios que vienen bien para la columna vertebral. Cada ejercicio debe repetirse, a ser posible, al menos cinco veces. Los ejercicios 3 al 6 son los más apropiados para el trabajo que, realizado de pie o en posición de sentados, produce cargas en una sola dirección y para los largos ratos en los que el individuo, durante su tiempo libre, se pasa sentado, por ejemplo, delante del televisor.

Para un conocimiento más profundo de la isometría se recomienda consultar la bibliografía especializada.

EJERCICIOS PARA CUALQUIER LUGAR Y OCASIÓN

Los ejercicios de isometría tienen la gran ventaja de que pueden realizarse prácticamente en cualquier lugar. Al lavarse las manos, atendiendo a la lavadora, despachando en la caja del supermercado o frente al ordenador pueden realizarse ejercicios isométricos imperceptibles para los demás. Se pueden aprovechar también los breves tiempos de espera, por ejemplo en el coche ante un semáforo en rojo o el aparcamiento.

Una sugerencia: debe procurar acostumbrarse al «ejercicio matutino»: mantenerse tumbado en la cama de un modo relajado y en posición recta, apretar firmemente la cabeza contra la almohada. Mantener la tensión cinco segundos, después relajarse. Este ejercicio puede hacerse también antes de dormirse.

1. Ejercicio para cualquier momento del día y para cualquier ocasión. Juntar las superficies de las manos estando tumbado, sentado o de pie. Mantener los codos horizontales, apretar las manos entre sí cinco segundos, después dejarlas sueltas.

1

2

2. Colocar la mano plana a un lado de la cabeza poniendo las puntas de los dedos sobre las sienes. Mantener la cabeza inclinada haciendo fuerza contra la resistencia de la mano. Cambiar de lado a los cinco segundos.

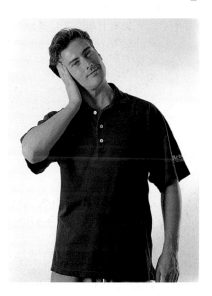

Cuerpo y salud

El dolor de espalda

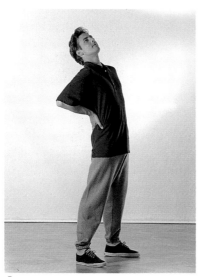

3

3. De pie. Apoyar las manos por detrás contra las caderas e inclinar hacia atrás el tronco.

Tensar los músculos dorsales cinco segundos, después dejarlos sueltos. Repetir el ejercicio cinco veces.

4

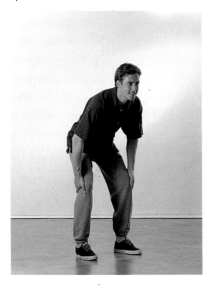

4. Con las piernas ligeramente abiertas, inclinarse hacia delante hasta colocar las manos a los lados de las rodillas. Hacer fuerza con los brazos hacia dentro y con las rodillas hacia fuera.

5. Sujetar firmemente con ambas manos un archivador, una botella o un libro. Mantener el objeto a la altura de los hombros y apretarlo con los brazos extendidos durante cinco segundos.

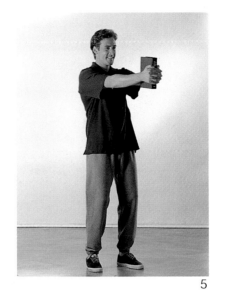

5

6

6. Situarse y coger con la mano un libro o un archivador. Extender los dos brazos hacia atrás y coger el objeto con las dos manos. Levantar los dos brazos todo lo posible y mantener la tensión cinco segundos, después dejarlos sueltos. Repetir el ejercicio varias veces.

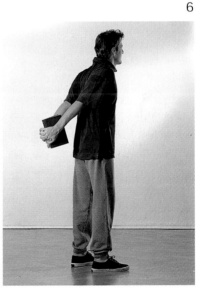

Yoga: para el bienestar espiritual, corporal y psíquico

El yoga es una filosofía difundida en la India que aspira a la pureza y a la inmortalidad en los planos espiritual, psíquico y corporal. El yoga no es una religión «en sí», sino que con sus meditaciones y sus ejercicios físicos constituye parte integrante de casi todas las concepciones indias del mundo. Los humanistas y los científicos europeos, incluidos los médicos, admiten que la meditación, incluso en su versión de tratamiento psicoterapéutico propia de estas latitudes, favorece la salud del cuerpo, del espíritu y de la psique.

El yoga influye positivamente en todas las esferas de la vida de la persona que lo practica.

En Europa son cada vez más los que recurren al yoga. El yoga corporal (*Hatha yoga*) ha encontrado en Occidente la máxima difusión. La combinación de movimiento corporal, respiración y concentración hace que la persona al completo sea influida en sentido positivo. Tras un tiempo de ejercicio regular, el individuo se encuentra más sereno, más equilibrado, con unos músculos fortalecidos y con una agilidad psíquica, espiritual y corporal notablemente mejorada.

Un programa diario, que debe durar al menos 15 minutos, incluye diversos ejercicios, que a su vez constan de varias posiciones. En centros superiores, en muchos institutos, en clínicas especializadas y en las escuelas de yoga le pueden informar sobre los cursos de *Hatha yoga*.

GIMNASIA DE ESTIRAMIENTO

El estiramiento o *stretching* es una forma especial de gimnasia. Los ejercicios en su gran mayoría no son nuevos, pues existen algunos parecidos en otros métodos. El *stretching* proporciona al mismo tiempo el fortalecimiento y la relajación de los músculos.

Deben evitarse los movimientos precipitados, bruscos y violentos. Cada ejercicio de *stretching* se desarrolla siempre según el mismo esquema: realizar una tensión, mantenerse en la misma de 5 a 10 segundos, aflojar la tensión, pasar a la postensión, volver al punto de partida y proceder a relajar.

Los ejercicios de *stretching* pueden aprenderse en cursos impartidos por monitores o en libros especializados.

Sugerencias para un comportamiento adecuado

Cuando se presentan los primeros dolores de espalda, más agudos que unas simples agujetas, muchas personas se preguntan acerca de lo que ha podido «ir mal». En la mayoría de los casos no es todavía «demasiado tarde» para evitar a la espalda lesiones más severas.

Es fácil que se culpe al trabajo de los dolores de espalda. Se trata de una apreciación que, en términos generales, es incorrecta. En el fondo, tanto en el trabajo como en el ocio, se suelen cometer los mismos fallos: posturas defectuosas, pasar demasiado tiempo de pie o sentado sin realizar movimientos de compensación, alturas inadecuadas de la silla o de la mesa, disposición y utilización incorrecta de los aparatos, levantamientos incorrectos de pesos, etc.

En el ámbito privado los malos hábitos y otros defectos están reprimidos. El sobrepeso supone una carga excesiva para las articulaciones y crea problemas circulatorios. Muchos comen demasiado, o demasiadas grasas, o demasiado rápidamente o demasiadas calorías y pocas vitaminas. Una exigencia excesiva, como la derivada de los problemas larvados y prolongados existentes en la pareja, afecta al equilibrio nervioso y psíquico.

Muchas personas duermen demasiado poco porque ven demasiada televisión o porque trabajan en exceso. Con frecuencia se busca la tensión en lugar de la distensión; el aburrimiento sustituye al tiempo de ocio. Por otra parte, el metabolismo y los diversos órganos se resienten por el consumo excesivo de alcohol y de tabaco.

El trabajo no es malo para la espalda, lo malo son las condiciones en las que se realiza.

Muchas veces bastan unas medidas sencillas para evitar la aparición de los dolores de espalda. En el siguiente capítulo se detalla todo cuanto se puede hacer para impedir que los problemas iniciales de espalda terminen convirtiéndose en dolencias más graves.

ESPALDA SANA A PESAR DEL TRABAJO EN LA OFICINA

¿Está «adaptado a la espalda» el puesto de trabajo? De no ser así, habría que confeccionar una lista de deficiencias entre todos los colegas y presentarla a la dirección de la empresa; ningún jefe está interesado en contar con colaboradores enfermos.

• Cambiar los asientos primitivos por otros «ergonómicos», mejor adaptados al cuerpo.
• Procurar que la superficie de trabajo y el asiento estén dispuestos de forma que los antebrazos puedan apoyarse formando ángulo recto.
• Colocar la pantalla del ordenador de forma que su centro esté a la altura del centro de los ojos.
• Cambiar la posición sentada con toda la frecuencia posible: estirarse de cuando en cuando, estirar la espalda, reclinarse, balancear los brazos, cruzar brevemente una pierna sobre la otra. No mantener la misma posición fija durante más de 15 minutos seguidos.
• Ponerse de pie para telefonear y «estirar» las piernas.
• Después del almuerzo, no pasarse sentado del resto el tiempo de descanso; dar algunos pasos o realizar algún ejercicio gimnástico ligero.
• Si se trabaja de pie, desplazar cada 15 minutos el peso de un lado a otro, pasándolo de la pierna de apoyo a la pierna libre, y viceversa.
• Durante el trabajo buscar, siempre que se pueda, una compensación mediante ejercicios gimnásticos o isométricos.
• No tomar el ascensor, sino subir las escaleras a pie.
• Dejar el coche a una distancia mínima de 1 000 m del lugar de trabajo y recorrer el trayecto a pie.

En casa, en la oficina o en el coche: sentarse correctamente

A lo largo de las 24 horas del día, la mayor parte de la gente se pasa más tiempo sentada que acostada. El estar sentado carga más la columna vertebral que el estar acostado o de pie. No existe un asiento ideal, ni siquiera uno «hecho a medida».

No obstante, existen determinados criterios a los que habrá de adaptarse una silla de oficina.

- El asiento debe ser estable, para poder moverse y estirarse sobre el mismo.
- Un relleno consistente impide adoptar incontroladamente posturas perjudiciales; el tapizado deberá ser de telas y materiales transpirables, por lo que se desaconsejan el cuero y las materias plásticas.
- El asiento deberá ser de altura regulable para poder adaptar su altura a la superficie de trabajo.
- Los asientos con apoyos para los brazos vienen muy bien, pues el apoyar de vez en cuando los brazos representa un alivio, al menos parcial, para la columna vertebral.
- Se recomienda un respaldo largo y ligeramente convexo que se adapte en cierta medida a la espalda «normal» y que, a ser posible, disponga de una suspensión consistente.
- Para la superficie de asiento es deseable una suspensión sólida, que oscile levemente hacia delante, a fin de que al escribir la cabeza y el cuello no tengan que estar demasiado inclinados.

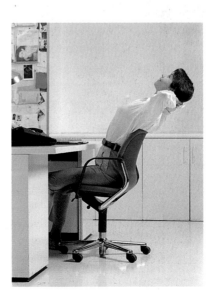

Trabajando sobre una mesa de despacho, conviene estirarse con frecuencia para soltar la espalda tensa.

En el propio domicilio nos pasamos la mayor parte del tiempo sentados en muebles tapizados. Si se van a comprar muebles nuevos para la casa, piense en que para la columna vertebral es mejor que tengan un relleno consistente en vez de uno blando como los de plumas. Elija los sillones con apoyos laterales con la altura necesaria para apoyar los antebrazos en ángulo recto. También debe procurarse que el sofá y el tresillo no sean tan bajos ni tan hondos que uno se hunda literalmente en ellos, que sólo se pueda sentar encorvado y que cueste muchísimo levantarse. Elija un respaldo que admita la colocación de un cojín consistente y no demasiado grueso en la nuca o la región lumbar. Las sillas del comedor deberán «invitar» a mantener una postura recta.

Si tiene que pasar muchas horas sentado al volante, procure que el asiento se adapte perfectamente a su espalda.

SENTARSE CORRECTAMENTE EN EL COCHE

• Las asientos mullidos y demasiado blandos determinan una postura sentada incorrecta; los asientos demasiado duros hacen que las irregularidades de la calzada se transmitan a la columna vertebral en forma de golpes secos.

• El asiento del conductor deberá ser de altura regulable, para que puedan disfrutar de una visión aceptable tanto las personas de mayor como las de menor estatura.

• El respaldo del asiento del conductor deberá ser regulable y ofrecer suficiente apoyo a la columna vertebral en las curvas. Con una inclinación de 5 a 10 grados, deberá regularse de modo que se consiga la mayor comodidad. Si se va a conducir mucho, será preciso acudir a una tienda de recambios para hacerse con un respaldo adaptable a las medidas propias.

• Los reposacabezas deben estar a la altura de la región occipital, no a la altura del cuello; deben ser asimismo regulables hacia delante y hacia atrás.

• Los pedales colocados a excesiva altura o demasiado perpendiculares en relación con la posición del pie son un fallo de construcción, lo mismo que un embrague demasiado duro, que puede crear una sobrecarga de la columna vertebral. Dado el nivel actual de la técnica, estos fallos son perfectamente superables. Procure adaptar el coche a sus medidas.

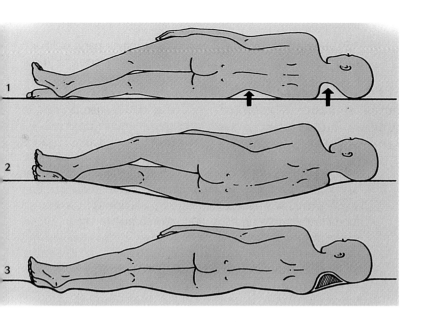

1. Al acostarse sobre una superficie demasiado dura se forman huecos, en tanto que las «redondeces del cuerpo», como las caderas o los hombros, ejercen una gran presión sobre la superficie.
2. Cuando la superficie es demasiado blanda, se produce una torsión lateral de la columna vertebral.
3. En una superficie ideal, los huecos se afianzan y las redondeces del cuerpo se amortiguan. Se recomienda proteger con un cojín adecuado la parte de la nuca.

Cómo acostarse...

Nos pasamos acostados apenas una tercera parte de las veinticuatro horas del día. La posición horizontal representa un alivio para la columna vertebral, aun cuando persiste todavía una cierta carga. Durante el reposo en posición horizontal los discos intervertebrales se «reaprovisionan». El hecho de descansar muy poco en una posición horizontal determina que el tejido del disco intervertebral se regenere y se alimente insuficientemente.

Durante algún tiempo, se consideró que el colchón duro durante el descanso nocturno era lo más sano para la columna vertebral. Tras las últimas investigaciones, la verdad se sitúa en el término medio. No debe repararse en gastos para adquirir una cama nueva cuando se tiene la sensación de acostarse «incómodamente».

Al comprar nuestra cama debemos tener en cuenta:

• El somier habrá de ser consistente y a la vez flexible. El mejor somier es el de planchas de madera, elástico y con topes de goma. El somier que se hunda en el centro debe desecharse inmediatamente.

• La cabecera y los pies de la cama deben ser regulables. Pruebe a levantar los pies de la cama uno-dos puntos o unos diez centímetros. La cabecera sólo se elevará cuando se está mucho tiempo en la cama por causa de una enfermedad, por ejemplo para comer o para leer.

• El colchón que se vaya a comprar no debe ser ni demasiado blando ni demasiado duro.

Escoja una tienda en que se puedan «probar» diversos colchones. Procure no tener la impresión de que en la posición de decúbito supino o en posición lateral determinadas partes del cuerpo «quedan en el aire»; el colchón debe adaptarse a las formas del cuerpo.

Los buenos comercios especializados ofrecen al cliente un análisis por ordenador de su peso y de su estatura en relación con la adaptación ideal del colchón y del somier.

Inconscientemente, todos cambiamos varias veces de postura durante el sueño, de ahí que el criterio más importante es que cada uno duerma y duerma bien, que durante las breves pausas de vigilia se sienta bien y que por la mañana se despierte sin molestias en la espalda y plenamente recuperado.

En los casos de trastornos del sueño y de sensación de malestar, habría que intentar modificar la postura adoptada durante el sueño.

POSTURA CORRECTA DURANTE EL SUEÑO EN RELACIÓN CON LA COLUMNA VERTEBRAL

• La posición decúbito supino plana es la que menos carga la columna vertebral. Se aconseja utilizar almohada.
• Tratándose de posturas laterales, lo que más importa para la columna cervical es que la cabeza no se ladee, sino que, como en la postura erguida, esté en línea recta con el resto de la columna vertebral. Las dolencias de espalda debidas a una curvatura de la columna lumbar se evitarán sosteniendo una almohada entre las rodillas.
• La posición boca abajo es propia sólo de los más pequeños; en edades superiores, determina un sobreestiramiento de la columna cervical y refuerza la lordosis. Las personas de edad, a ser posible, nunca deben dormir boca abajo.
• Los cojines ortopédicos de apoyo, cuyos lados son más altos que la parte central, en que se apoya la cabeza, alivian los dolores de la columna cervical. Un cojín de estas características deberá adquirirse sólo en las tiendas especializadas de ortopedia, nunca en otros establecimientos.

Cómo andar, cómo estar de pie

No existe una postura ideal. El «porte marcial del soldado» no responde a nuestra constitución física natural, como tampoco lo es una actitud pasiva con los hombros caídos, la espalda encorvada y una marcada lordosis.
¿Cuál es, entonces, la mejor postura para estar de pie?

- Si se está de pie poco tiempo, distribuya equilibradamente el peso del cuerpo. Si se va a estar de pie más tiempo, busque el equilibrio cambiando con frecuencia la pierna de apoyo y la pierna libre.

- Mantenga, en principio, la cabeza alta de forma que los ojos miren en línea recta; sólo así la cabeza descansa segura sobre la columna vertebral.

- Cuide siempre los hombros; no deben estar caídos, ni permanecer constantemente muy altos o hacia atrás. Para ello, lo mejor es sacar un poco el pecho.

- Lleve calzado plano con tacones mínimos, y ande por casa, a ser posible, descalzo.

- Camine con frecuencia a paso ligero. Cuando se tienen dolores de espalda hay que evitar el *jogging* y los saltos. Quienes practiquen el *jogging* y tengan la espalda sana, deberán entrenar con zapatillas elásticas sobre suelos blandos, nunca sobre asfalto o vías adoquinadas.

LEVANTAR PESOS FLEXIONANDO LAS RODILLAS

- Acercarse al peso que se ha de alzar.
- Antes de coger el peso, flexionar las rodillas y mantener la espalda lo más recta posible.
- Alzar el peso desde el suelo hasta los muslos, que estarán en posición casi horizontal por la flexión de las rodillas. Procurar mantener el peso cerca del cuerpo.
- Enderezarse estirando las rodillas. Mantener la columna vertebral derecha.
- Transportar el peso con los brazos extendidos hacia abajo.
- Si se ha de depositar el peso en el suelo, volver a flexionar las rodillas, apoyar el peso en los muslos y dejarlo deslizar con cuidado manteniendo la espalda lo más recta posible.
- Lo mismo cabe decir de las maletas de viaje: flexionar primero las rodillas en lugar de inclinarse hacia un lado.

Cuerpo y salud

El dolor de espalda

Estrés para la espalda: agacharse, alzar y transportar

Cada inclinación supone una carga adicional para la columna vertebral, tanto si se realiza estando sentado como estando de pie o andando. El alzar y el llevar pesos son las cargas más fuertes para la columna vertebral. Para los no entrenados, ambas acciones son especialmente peligrosas y con frecuencia dan origen a ciáticas y lumbagos, pues los músculos no están preparados para ellas.

Alzar y llevar pesos pueden ser peligroso para las personas no entrenadas.

Los ejercicios gimnásticos fortalecen los músculos y los tendones. No debe alzarse ni llevarse lo que se puede transportar utilizando, por ejemplo, el carrito de la compra o una carretilla de mano. Los pesos mayores se llevarán, a ser posible, entre dos personas.

Relajamiento psíquico, relajamiento físico

Tratándose de dolores de espalda leves, se puede recurrir, en principio, a todas las medidas que se citaron en el capítulo Medidas Naturales. Así no tardará en decidir qué ejercicios mejoran su situación y cuáles le resultan inaceptables.

Si las dolencias duran más de una semana o empeoran, el paciente deberá acudir obligatoriamente a la consulta del médico. Al margen de las medidas terapéuticas señaladas por el médico, el paciente podrá reforzar el tratamiento realizando algunas otras actividades por su propia cuenta. En cualquier caso, se impone la consulta previa al médico acerca de las medidas más indicadas que se deben seguir.

La consulta deberá incluir también preguntas relativas a la posible utilización de rayos infrarrojos, de baños de pila calientes o de saunas.

Masaje doméstico y gimnasia terapéutica

Si el médico prescribe masajes, cabe contar con la colaboración de la propia pareja, quien tras «espiar» las acciones del masajista las realizará posteriormente en casa. Se trata de algo que tiene muchas ventajas, pues la aplicación regular de masajes mantiene los músculos más sueltos y así se previene la reaparición de las dolencias.

En cualquier caso habrá que preguntar al masajista cuáles son las maniobras sencillas que pueden realizarse sin reparos en casa. Los «inventos propios» son, con frecuencia, inoperantes y en ocasiones pueden incluso resultar perjudiciales.

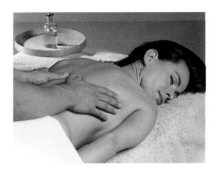

La aplicación regular de masajes mantiene los músculos sueltos y previene la aparición de dolencias musculares.

Si el médico prescribe gimnasia terapéutica, pueden realizarse adicionalmente en casa algunos ejercicios específicos. En principio, habría que realizar algún ejercicio todos los días. En determinados casos, por ejemplo en lesiones con limitación del movimiento, el médico prescribirá «ejercicios hasta llegar al dolor». En tales casos sólo se efectuarán por una orden expresa del médico.

Atenuación del dolor por medio del entrenamiento autógeno

Los dolores repercuten negativamente sobre la psique y, por otro lado, las lesiones psíquicas se manifiestan a través de los dolores físicos. En este contexto, la espalda, junto con el área gastrointestinal, son especialmente sensibles al dolor. Con los dolores agudos desaparece todo espíritu de iniciativa. Los estados de dolor crónico modifican la psique y, en este punto, puede dar resultados positivos el entrenamiento autógeno.

El entrenamiento autógeno contribuye a superar los dolores suaves y a aliviar los agudos. Con el entrenamiento autógeno se pueden reducir los estados depresivos y desarrollar una actitud vital positiva y una forma de vida activa. Una vez asimilado, el entrenamiento autógeno es un tesoro al que se puede recurrir en cualquier momento.

Algunos escépticos no creen en absoluto en él, tampoco es imprescindible hacerlo, pues la aproximación crítica al método no excluye el éxito final. En el fondo, el entrenamiento autógeno no es más que el arte de la «autopersuasión». Por la reiteración de fórmulas elementales, obtenidas a partir de la experiencia, determinadas señales penetran en el subconsciente y provocan inmediatamente con su aplicación las reacciones deseadas. El efecto dura varias horas. Tras unos días de ejercicio, las reacciones se refuerzan y producen efectos favorables sobre el psiquismo. Así se alivian las tensiones condicionadas por el estrés y, por tanto, también las causas de las contracturas. Bien aplicada, la técnica del entrenamiento autógeno reduce sensiblemente la tensión muscular.

Para los no iniciados (profanos) se trata de un fenómeno de «sugestión» pero, como por este procedimiento pueden obtenerse efectos mensurables y aliviar el dolor con las propias fuerzas, es una terapia reconocida. Este método falla con niños de menos de diez años, con ancianos, con personas perturbadas y con enfermos psíquicos.

El 90% de las demás personas es «sugestionable», es decir, responde bien a las fórmulas sugeridas.

En el recuadro se recoge un ejemplo de entrenamiento autógeno. Este ejercicio requiere situarse, al término de la jornada laboral, en su rincón favorito, en un ambiente de reposo y de calor; puede cubrirse con una manta ligera. Desabróchese todos los botones que le opriman; procure que todo alrededor sea agradable; no debe sentir la menor opresión. Cierre los ojos, piense interiormente las fórmulas reproducidas en el recuadro repitiéndolas despacio y varias veces.

Cada fórmula debe repetirse durante un minuto. Si hay alguna palabra que no le complace, puede cambiarla por otra.

Al terminar el ejercicio puede uno quedarse medio dormido; en cualquier caso, se experimenta al menos una agradable sensación de cansancio y de paz. Con todo el ejercicio completo llega más lejos; hace que se tenga primero sensación de cansancio y de pesadez y, después, de calor en los brazos, en las piernas y en el tronco.

Una vez entrenadas las fórmulas básicas, pueden desarrollarse fórmulas especiales para las dolencias personales. El ejercicio propuesto demostrará tal vez que se ha asimilado el adiestramiento autógeno y que se está dispuesto a recurrir a él para resolver los propios problemas.

PARA APRENDER: FÓRMULAS DE «CANSANCIO»

- «Me gustaría que mis ojos estuvieran cansados».
- «Mis ojos están suavemente cerrados y están cansados».
- «Tengo ahora una agradable sensación de cansancio».
- «Mis ojos están levemente cerrados y cansados».
- «Mis ojos están más y más cansados».
- «Mis ojos están cerrados y cansados. A mi alrededor todo está agradablemente tranquilo».
- «Siento que mi cabeza está cansada y pesada».
- «Mis ojos y mi cabeza están cansados y pesados».
- «Cada vez más y más cansados y pesados, cada vez más y más cansados y pesados».
- «El cansancio y la pesadez me serenan. Es muy agradable...»

Consejos para cada edad

Cada edad constituye una situación vital «especial» y tiene sus propios riesgos. Lo mismo cabe decir de la columna vertebral. Los padres que desde el primer momento someten sistemáticamente a sus recién nacidos a las exploraciones preventivas previstas por el pediatra cuentan con una garantía suficientemente alta de que se detectarán precozmente los posibles fallos y defectos congénitos existentes en el esqueleto, así como los trastornos del desarrollo.

En los lactantes y en los niños pequeños, las enfermedades de la columna vertebral son muy poco frecuentes. Se trata, ante todo, de trastornos del desarrollo en los que algunas vértebras aparecen defectuosamente dispuestas. Así, existen *Escoliosis congénitas*, es decir, desviaciones laterales de la columna vertebral, o, con más frecuencia, una espalda abierta, la llamada *Espina bífida*, en la que las partes posteriores de las vértebras no se han desarrollado o sólo lo han hecho parcialmente. Si se da al mismo tiempo un trastorno del desarrollo de las estructuras nerviosas, pueden presentarse parálisis parciales o completas por debajo del nivel de esta alteración.

Cuando se descubre en el lactante una malformación de la columna vertebral o se sospecha de ella, se impone la consulta inmediata al pedíatra o al ortopedista, para detectar a tiempo la posible existencia de una formación defectuosa. Algunas de estas malformaciones deben operarse ya durante la infancia a fin de evitar las secuelas de carácter grave.

Si existe la sospecha de una deformación lateral de la columna vertebral, una *lordosis* o una *cifosis*, o si los hombros y la cabeza mantienen una posición desviada, el ortopedista determinará las posibles causas y establecerá las correspondientes medidas, cuanto antes mejor.

Puede resultar sorprendente, pero los problemas de la columna vertebral no se presentan en su gran mayoría en edades avanzadas, sino entre los 30 y los 50 años.

Las causas principales de este hecho son las siguientes.

• Muchas personas están físicamente desentrenadas, pero se sienten fuertes y sobrevaloran sus fuerzas a la hora de correr, de levantar pesos y de realizar ocasionalmente trabajos pesados.

• En estas edades son más frecuentes los accidentes de coche, que originan lesiones en la columna vertebral.

• Las posturas defectuosas que vienen manteniéndose desde la juventud dan lugar a una degeneración intensa de las articulaciones de la columna vertebral y otras.

Proteger la espalda desde la juventud; en los más pequeños pueden existir malformaciones de la columna vertebral.

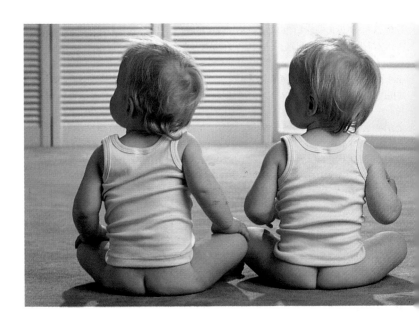

EN APOYO DE LA COLUMNA VERTEBRAL JOVEN

- El niño y el adolescente necesitan mucho amor, atención y reconocimiento en un domicilio familiar sano. El afán de criticar, las discusiones y la rigidez excesiva «rompen» el psiquismo y la «buena salud» de la columna vertebral.
- En la adolescencia se asimilan inconscientemente las costumbres paternas, es decir, se copian las posturas, los movimientos, el orden y los hábitos de comida. En este caso, el buen ejemplo puede obrar milagros. Mostrarse a favor del deporte y participar activamente en el mismo con los hijos puede ser una buena actitud.
- Unos músculos fuertes en la espalda, en el abdomen y en las piernas garantizan el desarrollo de una columna vertebral sana. Lo mejor de todo sería que los padres pudieran dar a su hijo la satisfacción de permitirle formar parte de un grupo juvenil de deporte o de un equipo deportivo local.
- Cuando tras haber efectuado algún esfuerzo el niño se queja de dolor en la espalda o en los pies, masajéeselos suavemente. La ventaja es muscular y psíquica.

- En estos años las actividades deportivas suelen dar paso a la comodidad del hogar.

- No se toman suficientemente en serio ni se tratan médicamente las dolencias ligeras de las articulaciones y de la columna vertebral.

- El sobrepeso aumenta los riesgos de la columna vertebral y origina, ya a estas edades, un fuerte desgaste.

El sobrepeso repercute negativamente en la columna

En el capítulo Agentes patógenos y agentes de riesgo se habló ya de las consecuencias del sobrepeso en la columna vertebral y en las articulaciones. Las causas son conocidas: se come en exceso y se ingieren demasiadas grasas y demasiados dulces. Las bebidas alcohólicas agravan la situación con sus muchas calorías. Muchos toman golosinas incluso a últimas horas de la tarde. Un sobrepeso superior al 10% perjudica a la columna vertebral, a las articulaciones de las piernas, a los músculos, a la circulación de la sangre y, en definitiva, a cada una de las células del cuerpo. Se aceleran el desgaste y la degeneración y se conforma una predisposición a padecer enfermedades por desgaste en los últimos años de la vida.

Cuerpo y salud

El dolor de espalda

Los que tienen un peso excesivo intentan perder kilos y a veces lo consiguen. Pero, después, recuperan sus viejos hábitos de alimentación y al poco tiempo los kilos de más son claramente perceptibles y de nuevo realizan otra «dieta». Muchas personas llevan en esta «lucha cerrada» con su cuerpo mucho tiempo, hasta que al final se resignan a permanecer con su sobrepeso.

El sobrepeso acarrea una serie de complicaciones para los músculos de la espalda, que deben soportar cargas más pesadas.

Las curas radicales de hambre realizadas por cuenta propia son perjudiciales, y casi siempre se interrumpen, afortunadamente, antes de tiempo y suelen acabar en glotonería. No obstante, una sobrecarga psíquica intensa puede dar lugar a un afán exagerado por la delgadez.

Los medicamentos para reducir el peso son con frecuencia peligrosos; los productos inhibidores del apetito retardan el metabolismo y los que aceleran la combustión producen el efecto contrario. Los laxantes eliminan no sólo los principios nutritivos no digeridos, sino también las vitaminas, principios minerales y enzimas. En cualquier caso, se altera negativamente la circulación. Con los medicamentos no se consigue cambiar radicalmente la alimentación de una manera efectiva.

La única vía eficaz para recuperar el peso normal pasa por cambiar radicalmente los hábitos de comida y de su preparación, así como por habituar al cuerpo a las necesidades reales. Esto exige ejercicio y constancia. A veces, cuando el sobrepeso es ligero, el cambio puede lograrse siguiendo los consejos de un libro de cocina de dieta integral. Cuando el sobrepeso es

CÁLCULO DEL SOBREPESO

El *Body Mass Index* (BMI) representa una posibilidad muy sencilla de emitir un juicio sobre el propio peso. Para el cálculo se requieren los datos relativos al peso y a la talla. Entonces, se divide el peso en kilogramos por el cuadrado de la altura en metros. Ejemplo: para una mujer de 1,70 m de altura y 62 kg de peso, su BMI será:

$$BMI = \frac{62}{1,70 \times 1,70} = 21,45$$

El peso normal se mantiene en un margen de 20 a 25. Entre 26 y 30 hay un sobrepeso ligero. Un BMI superior a 30 indica que el sobrepeso es alto.

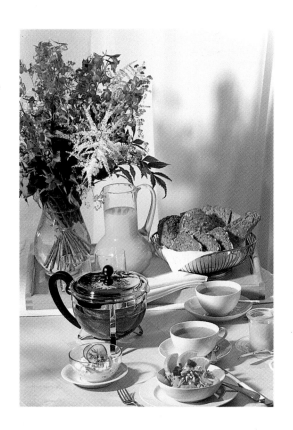

También los ojos comen; una comida sana bien presentada sabe mejor, aunque las porciones sean pequeñas.

muy alto, lo mejor para lograr el éxito es un tratamiento de al menos dos semanas, que se iniciará con un «ayuno terapéutico» (zumos, té, caldos, agua mineral, eventualmente suero de manteca) y que, con asesoramiento médico permanente, adoctrinará sobre la alimentación correcta. Como en la planificación de un cambio dietético los intestinos son el «órgano central», puede resultar muy beneficiosa una oxigenación de los intestinos unida al tratamiento.

Si al mismo tiempo se practica el entrenamiento físico, la oxigenoterapia mejora a la larga el rendimiento energético de todas las células del cuerpo.

La alimentación diaria no repercute directamente sobre la columna vertebral ni sobre las articulaciones, exceptuado el suministro deficiente de vitaminas o de sales minerales, imprescindibles para el metabolismo óseo, las cuales, sin embargo, están presentes en general de un modo satisfactorio en la alimentación habitual.

El esqueleto, exceptuando algunos estados carenciales importantes, sólo ha de soportar las consecuencias de una alimentación excesiva e incorrecta, consecuencias que se acentúan con el paso de los años.

COMER Y BEBER CORRECTAMENTE

- La única vía segura para alcanzar el peso deseado es un cambio radical de los hábitos de comida.

- La dieta integral es de gran valor y sabor. Incluso, aunque se tenga el peso normal deben prepararse las comidas para toda la familia según este método.

- Reducir la porción diaria de carne; así se consumirá automáticamente menos grasa (la incluida en la carne). Introducir días sin carne en la dieta.

- Hacer de la guarnición de verduras la parte principal de la comida. Cocer las verduras poco y en su punto, con poca agua, para conservar las vitaminas.

- Comer pescado al menos una vez por semana.

- Procurar que haya suficientes sustancias de lastre (fibra): productos integrales, copos integrales, müesli, legumbres, arroz natural. La dieta integral metabólicamente activa incluye también yogures y quesos descremados.

- Consumir diariamente fruta fresca y ensaladas crudas como entrantes y entremeses.

- Los productos con un elevado índice de azúcar favorecen el sobrepeso. Exceptuando las calorías, el azúcar no contiene ningún principio nutritivo.

- Beber mucho, al menos 1,5 l de líquido al día en forma de zumos o de agua mineral no es demasiado. Deben preferirse las bebidas sin azúcar. El alcohol debe tomarse excepcionalmente y sólo en pequeñas cantidades.

- Tras una comilona deben pasarse dos días a dieta rigurosa para impedir la aparición del sobrepeso.

¿Para cuándo el tratamiento?

Tratándose de dolores de espalda crónicos, como contracturas profesionales, artrosis o afecciones reumáticas, y tras una estancia en un hospital, como consecuencia por ejemplo de una operación de disco, es preciso seguir después un tratamiento o una terapia.

Algunos médicos se adelantan a proponer un tratamiento de estas características, a otros se lo sugiere el propio paciente.

¿Seguros sociales?

Los afiliados al régimen general de la Seguridad Social pueden solicitar un tratamiento fisioterapéutico. El médico acompañará la solicitud con los motivos médicos que lo justifican. Pero serán causas de exclusión, entre otras, la existencia de razones médicas que desaconsejen el tratamiento y aquellas situaciones en las que según el criterio médico, no cabe esperar una mejoría a pesar del tratamiento.

En cualquier caso, el tratamiento no debe convertirse en una especie de «vacaciones retribuidas» y sólo debe tenerse en cuenta cuando existe un verdadero problema.

¿Seguros privados?

En las clínicas privadas el paciente debe pagarse su tratamiento. Los que tienen un seguro privado únicamente perciben subvenciones cuando han suscrito una póliza especial. Los funcionarios también adscritos a una aseguradora privada reciben una subvención de su Mutualidad. Los seguros de enfermedad de carácter privado abonan o reembolsan los costes de las clínicas privadas. Las Cajas siempre pagan cuando han firmado contratos con las clínicas para hacerse cargo de los gastos.

El médico que atiende al enfermo no tiene por qué recomendar el tratamiento en un establecimiento privado. Los tratamientos son, en principio, naturales e integrales. La documentación solicitada a los correspondientes establecimientos ofrecerá al interesado información acerca del nivel cualitativo de una determinada clínica y sobre la adecuación a sus dolencias específicas.

Una documentación pobre, con excesivas generalidades, no significa ninguna recomendación. Las informaciones adicionales se obtendrán a través del teléfono. El juicio que merece a otros pacientes la escrupulosidad con que se aplica la terapia puede facilitarnos nuevas informaciones.

Importante: tenga en cuenta, de todas formas, que las condiciones generales dependerán del tipo de asistencia concertada entre la aseguradora y el tomador del seguro.

Cuerpo y salud

El dolor de espalda

Erguidos hasta edades avanzadas

Ningún médico puede vaticinar hasta cuándo durarán los «buenos años»; después comienza la vejez, casi siempre de un modo imperceptible. Los síntomas son la rigidez creciente de las articulaciones, incluida la columna vertebral, y la menor capacidad de rendimiento. Las enfermedades suelen ser más largas y se reducen la movilidad y el espíritu de iniciativa, lo mismo que la capacidad de aprender y la memoria inmediata.

Los «síntomas» de que la vejez ha comenzado son imperceptibles.

El momento y el modo de percibir por vez primera los síntomas de la vejez dependen de muchos factores. Una vida optimista, activa y vigorosa, mucho movimiento en intercambio constante con la relajación física y psíquica, una amistad leal, una moderada dosis de autoestima y una alimentación sana con un peso normal favorecen que, en edades avanzadas, la persona se sienta bien.

También es importante cómo se han sobrellevado a lo largo de la vida las enfermedades, los infortunios, los fracasos, las pérdidas y las escaseces o si los aspectos negativos de la vida han abierto heridas profundas o han dejado graves cicatrices

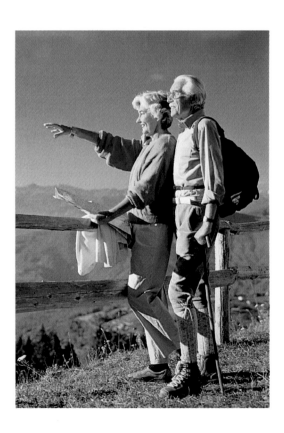

Juntar lo agradable con lo útil: vivir la naturaleza y hacer cosas en favor del cuerpo.

en el cuerpo o en el alma. En última instancia, la jubilación, lo que se llama el «merecido descanso», ha sumido a muchas personas en una sima profunda.

Está demostrado que los artistas, los profesionales liberales o los empresarios, a los que la ley no impone un límite de edad, tardan más en «envejecer» que los obreros, los empleados y los funcionarios. Muchos profesionales se alegran de su inminente jubilación y muchos jubilados y pensionistas están contentos con su retiro. Todos ellos están mejor que quienes perciben su «inclusión en la vejez» como una enfermedad psíquica.

No obstante, muchos jubilados cambian su vida profesional perdida por una «vida de enfermos»; así, se quejan ante los médicos de dolores y molestias cada vez más frecuentes que nada tienen que ver con el desgaste propio de la edad.

Estas gentes no simulan: tienen «psíquicamente rotos» el espinazo o el corazón.

Movilización de las propias energías

Cuanto menos ejercicio o movimiento realiza una persona, tanto mayor es la inseguridad que manifiesta al hacer algún tipo de ejercicio que requiere de una movilidad no demasiado frecuente, de igual modo se puede producir una situación que le provoque miedo o angustia ante la realización de dicho ejercicio o movimiento; es decir, manifiesta una tendencia al agarrotamiento que hace que cada vez tienda a ejercitarse menos con el paso del tiempo.

Los músculos se atrofian más deprisa cuanto menos se los ejercita, y también la capacidad de rendimiento intelectual se resiente cuando no es estimulada de una manera conveniente.

En cualquier caso, las energías físicas y espirituales deben ejercitarse en todas las edades de la vida, no dejando que el paso de los años nos obligue a estar más tiempo inactivos.

Aproveche todas las oportunidades de relacionarse con la gente, pero con todo tipo de gentes, sin incurrir en el error de pensar que los «encuentros de personas mayores» dentro de un ambiente específico (tertulias en casinos u hogares de pensionistas) representan por sí solos un estímulo suficiente para el cuerpo y para el alma.

Tampoco los crucigramas son suficientes para ejercitar la memoria y mantener la mente despierta. Acuda por su propia iniciativa al teatro, al cine, a conciertos y a exposiciones que le obliguen a tomar posición a favor o en contra de lo que está viendo. Realice viajes, que le proporcionarán nuevas impresiones; asista a cursos para aprender cosas que no pudo aprender antes por falta de tiempo, por ejemplo, un idioma, aun cuando tenga que invertir más tiempo que si fuera joven; así se desarrollará la memoria inmediata.

Pensar en uno mismo

Hay que cultivar, hasta cierto punto, el amor propio y el egoísmo. Cuando se está en una edad avanzada, no hay que dejarse «explotar» por los hijos y los nietos. No se es más digno de ser amado por tragarse los enfados y por decir a todo «amén»; no hay que dejarse doblegar hasta ese punto. Debe mantener una actitud recta y no permitir que traten de someterle «abusando» de usted por medio de un chantaje emocional.

ENVEJECIMIENTO DEL APARATO LOCOMOTOR

• Los discos intervertebrales no absorben suficiente líquido y se estrechan y secan progresivamente.

• En virtud del estrechamiento de los discos intervertebrales. algunos cuerpos vertebrales pueden llegar a contactar entre sí. Estos segmentos locomotores no pueden funcionar ya sin problemas.

• Los cartílagos de revestimento de las articulaciones se afinan o llegan a desaparecer. Consecuencia: artrosis con trastornos funcionales de la articulación.

• Los ligamentos de la columna vertebral pierden su tensión natural. Si al mismo tiempo se produce una calcificación, pierden también elasticidad.

• Los huesos se descalcifican, pierden resistencia y se fracturan con más facilidad; además, las fracturas se curan peor.

• Con estos procesos degenerativos la columna vertebral en su conjunto se vuelve más rígida. Como consecuencia de la degeneración pueden presentarse dolores de espalda.

• La movilidad decrece y la falta de movimiento acelera los procesos degenerativos.

«UNA PIEDRA QUE SE MUEVE NUNCA TIENE MOHO»

Estos consejos le servirán de gran ayuda para mantener la funcionalidad y el buen estado de su columna:

- Nade al menos dos veces por semana. Los impedidos para andar pueden desplazarse por el agua (casi) como las personas jóvenes y sanas.

- Haga al menos una excursión por semana, efectuando unas pausas (necesarias) tan largas como se deseen.

- Camine cada día, al menos 30 minutos al día, a paso vivo, realizando un esfuerzo suave teniendo en cuenta las propias fuerzas. Utilice un bastón si esto le proporciona más seguridad.

- Haga la compra diariamente, de esta manera los pesos a transportar serán más pequeños. Utilice un carrito de ruedas para la compra. La compra diaria mantiene además la mente despierta: memorice el mayor número posible de precios.

- En edades avanzadas, tome un pequeño descanso tras cada esfuerzo físico para que los discos intervertebrales absorban más líquido y el metabolismo mejore.

- Alterne, con mayor frecuencia que en los años jóvenes, los períodos entre la carga y la descarga de los músculos; cambie con frecuencia de postura corporal al estar de pie y al estar sentado.

- Alterne también en el trabajo mental los períodos de tensión y de distensión.

- Acuda al médico para someterse a un tratamiento, incluso aunque tenga que pagarlo personalmente.

- No trate exclusivamente con gente de su misma edad. Procure que no se esté hablando siempre sobre las posibles enfermedades y dolencias que se puedan padecer.

Debe tratar de que se le aprecie por lo que es y por lo que hace; que el agradecimiento que recibe se produzca de una manera sincera y no por los «servicios y utilidades» que los demás puedan obtener de usted, cuando éstos, en cierto sentido, tienden a «abusar» de estas circunstancias.

Las actitudes derrotistas y pesimistas que hacen que las personas se encierren cada vez más en sí mismas, deben ser desterradas de la conducta.

Hay que eludir a los derrotistas y relacionarse, por ejemplo, con personas más optimistas y simpáticas. Haciéndose útil, uno podrá esperar siempre la ayuda ajena y, ayudando a los demás por propia iniciativa, se ayuda a usted mismo. Ahora bien, no debe esperarse una contraprestación por cada buena acción; evite de antemano las decepciones.

En los casos de dolor, anquilosamiento, debilidad o enfermedad prolongada se debe acudir al médico para preguntarle acerca de las prestaciones incluidas en los seguros asistenciales y sobre quién es la persona o institución que puede ayudarle en estos casos.

Al margen de sus ingresos, las personas impedidas pueden exigir determinadas prestaciones, dependiedo de la gravedad de sus impedimentos.

Y sobre todo, piense en lograr su propio bienestar.

Para consultar:
Glosario

Adiposidad
Obesidad debida a una excesiva acumulación de grasa en el cuerpo.

Analgésico
Medicamento que calma o elimina el dolor.

Anamnesis
Historial elaborado por el médico en el cual se relacionan los antecedentes de una enfermedad.

Annulus fibrosus
Anillo fibrocartilaginoso situado alrededor del núcleo pulposo (→ *Nucleus pulposus*) del disco intervertebral.

Articulación sacroilíaca
Articulación entre el hueso ilíaco y el hueso sacro.

Artroscopia
Exploración del interior de una articulación mediante el endoscopio para diagnosticar una lesión articulatoria.

Atlas
La primera vértebra cervical.

Axis
La segunda vértebra cervical.

Cauda equina
Haz de fibras nerviosas que recorre la parte inferior del canal de la médula espinal desde el final de la médula espinal aproximadamente a la altura de la segunda vértebra lumbar.

Ciática
Dolores que se presentan a lo largo del territorio inervado por el nervio ciático y que se extienden por la región glútea y por el muslo y que, a veces, llegan a la pierna. La causa más frecuente de la ciática es un prolapso de un disco intervertebral que comprime la raíz de los nervios de la médula espinal.

Cifosis
Curvatura hacia atrás de la columna vertebral en la región torácica.

Discografía
Visión del núcleo pulposo (*Nucleus pulposus*) del disco intervertebral obtenida por inyección de un medio de contraste radiológico en el disco intervertebral.

Discus intervertebralis
Designación en latín del disco intervertebral.

Escoliosis
Curvatura lateral de la columna vertebral con torsión de los diversos cuerpos vertebrales alrededor del eje longitudinal con deformación y anquilosamiento de la zona correspondiente.

Espondilodesis
Anquilosamiento operatorio de dos o más vértebras contiguas.

Espondilo artrosis

La enfermedad degenerativa más frecuente de una o varias vértebras y de los discos intervertebrales con formación de dientes, protuberancias marginales y prominencias (osteofitos). También se llama *Spondylopathia deformans.*

Foramen intervertebrale

Orificio entre cada dos vértebras para el paso de los nervios de la médula espinal.

Líquido cefalorraquídeo

Líquido existente en el interior y como envoltura del cerebro y de la médula espinal. El líquido cefalorraquídeo protege el sistema nervioso central de golpes y de presiones exteriores.

Lordosis

Curvatura hacia delante de la columna vertebral en las regiones cervical y lumbar.

Lumbago

Dolores vivos, generalmente repentinos, en la región lumbar; pueden estar provocados por un prolapso del disco intervertebral.

Luxación

Desplazamiento de dos huesos unidos por una articulación. Con frecuencia se produce además un desgarramiento de los ligamentos y de las cápsulas articulares.

Miogelosis

Endurecimientos dolorosos de los músculos, sensibles a la presión.

Nervios espinales

Nervios de la médula espinal, son 31 pares, que salen de las correspondientes secciones de la médula espinal. Hay 8 pares cervicales, 12 dorsales, 5 lumbares, 5 sacros y 1 coxígeo. Los nervios de la médula espinal se ramifican por el tronco, los brazos y las piernas.

Nucleus pulposus

Núcleo pulposo del disco intervertebral, situado en el interior de un anillo fibrocartilaginoso. Con la edad disminuye el líquido de este núcleo y, por tanto, la elasticidad del disco intervertebral.

Os coccygis

Designación latina del cóccix.

Osteofito

Formación ósea en forma de excrecencia, de protuberancia marginal y estratificación que puede producirse en cualquier hueso, incluso en las vértebras.

Palpación

Exploración por tacto.

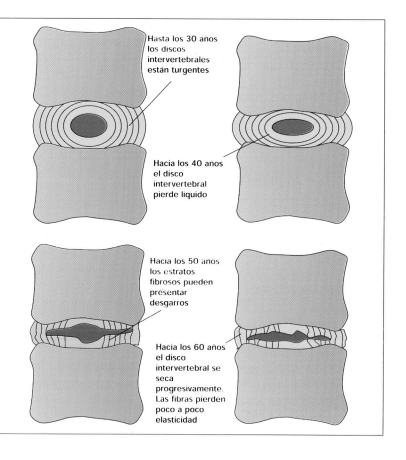

Hasta los 30 años los discos intervertebrales están turgentes

Hacia los 40 años el disco intervertebral pierde líquido

Hacia los 50 años los estratos fibrosos pueden presentar desgarros

Hacia los 60 años el disco intervertebral se seca progresivamente. Las fibras pierden poco a poco elasticidad

Con la edad los discos intervertebrales se modifican; el núcleo pulposo se seca paulatinamente y el anillo fibrocartilaginoso degenera.

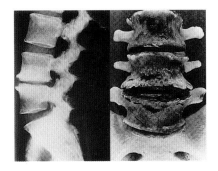

Radiografía de una columna vertebral envejecida; los osteofitos son
perfectamente reconocibles.

Prevención
Medidas preventivas para
proteger la salud.

Quimionucleolisis
Disolución del centro blando
de un disco intervertebral
prolapsado por medio de la
inyección de una enzima.

Quiropráctica
Método terapéutico basado
en la utilización de las manos
para recuperar la funcionalidad de las articulaciones
que, sin haberse anquilosa-
do, tienen una movilidad
limitada.

Radix
Raíz nerviosa.

Recidiva
Recaída, reaparición de una
enfermedad tras su aparente
curación total.

Secuestro
→ Tejido necrotizado, por
ejemplo, el trozo de hueso
que, como consecuencia de
una osteomielitis, se necrosa
y se desprende del hueso
sano.
→ Tejido del disco intervertebral oprimido en el canal
de la médula espinal que ha
perdido toda relación con el
disco intervertebral.

Tomografía por ordenador (escáner)
Exploración radiológica con
distintos cortes obtenidos
mediante la utilización de un
ordenador. Muy recomenda-
ble para la visualización de
los huesos. Determinadas
regiones se radiografían en
paralelo y por segmentos.

Índice general y de materias

A

Accidentes 10,
22, 52, 59,
88, 134
ácido
Acetilsalicílico
93, 96
actividad física
19, 58, 110
acupuntura 82,
83
adiestramiento
autógeno
47, 132
adiestramiento,
falta de 26, 57
adiposidad 144
aerobic 111
agujero
intervertebral
36
alcohol 124,
139
alimentación
136, 137,
140, 141
alzar 130
anamnesis 67,
68, 71, 147
andar 14, 26, 30,
26, 42, 51, 110
anestesia general
83, 94, 103,
105, 106, 108
anestesia local 75,
83, 103, 106
anillo fibroso 14,
20, 37
anquilosis 37, 39,
43, 44, 105
anquilosis
operatoria 106
aparatos,
medicina de
65, 67, 68, 69
apófisis articular
16, 17

apófisis
transversal
16, 17
antiinflamatorios
no esteroideos
42, 46
arterioesclerosis
56
articulación 20,
32, 33, 34, 75,
105, 142, 147
articulación
sacroilíaca
17, 59, 147
articulación
vertebral 22,
76, 93
artritis 41, 43, 59
artritis crónica 41
artrografía 75
artroscopia 147
artrosis 33, 34,
59, 75, 89, 93,
101, 134, 142
asesoramiento,
centros 64
asma 79
autoayuda 43,
49
autoinmuidad,
enfermedades
de, 82

B

Baños 10, 31, 43,
51, 87, 100
baños médicos
43, 100
Body Mass Index
136
braza 44, 87
brazo,
articulaciones
34, 47, 54, 69
brazo, dolores
34, 54, 69,

brazos, baño
88

C

Caderas 35, 50,
56
caídas 51
calor 10, 22,
27, 31, 34,
36, 43, 50,
51, 52
calzado 129
cama de yeso
107
campo
magnético,
terapia 89
capacidad de
reacción 91
carga 20
cartílago 34,
78,
cefaleas 15, 30
células,
renovación
77, 78
cerebro 14, 22,
27, 69, 78,
80, 82
ciática 35, 37,
50, 83, 98
cifosis 47, 105
circulación
sanguínea
50, 53, 80,
85, 87, 88
cistoplejía 99,
105
clínica, estancia
107
cóccix 17, 51
coche, accidentes
de, 52
coche,
conducción
125, 126

153

Cuerpo y salud

El dolor de espalda

155

157

INDICACIONES IMPORTANTES

Este libro está concebido fundamentalmente como ayuda para los pacientes y sus familiares. En él se explican y se exponen las causas, el diagnóstico y los posibles tratamientos de los dolores de espalda. El autor ha puesto el máximo interés al referirse a la posología y a los tratamientos. Las indicaciones de este libro en ningún caso pueden sustituir al tratamiento médico.

Sólo el médico correspondiente puede aprobar el plan terapéutico individual y la medicación oportuna.

Cuerpo y salud

El dolor de espalda